Cicely Saunders

Brücke in eine andere Welt

HERDER / SPEKTRUM

Band 4708

Das Buch

Menschen zählen für sie, bis zuletzt: Ihre Hospiz-Idee hat die Welt erobert und ein revolutionäres Umdenken über Tod und Sterbebegleitung eingeleitet. Die heute 80jährige Cicely Saunders erzählt in diesem Buch, was sie bewegt hat, alles daranzusetzen, daß das Ende gut und würdig gelebt werden kann. ‚Hospiz', so sagt sie, meint nicht ein Gebäude, sondern Einstellungen und Fähigkeiten, mit denen wir Sterbenden erst wirklich als Menschen begegnen können. Jeder, der sich darauf einläßt, Sterbende zu begleiten, muß sich den Fragen nach den Grundlagen seiner Arbeit stellen. Ihre spirituelle Grundüberzeugung ist, daß mit dem Tod mehr weitergeht als nur die Erinnerung. Eine Brücke zu bauen in diese andere Wirklichkeit, den Tod zu umarmen und die Kunst des Sterbens neu zu leben, dieses Ziel hat sie auf zähe und kreative Weise für viele ermöglicht. Ihre Erfahrung: Noch im Loslassen und im Verlust kann Wachsen und Reifung geschehen. Das Buch, in dem eine der großen Frauen unserer Zeit erstmals umfassend sagt, was hinter der Hospiz-Idee steht.

Die Autoren

Dame Cicely Saunders, geb. 1918, ausgebildete Krankenschwester und Ärztin, begründete 1967 das St. Christopher's Hospice in London, das zum Modell für die weltweit sich ausbreitende Hospiz-Bewegung wurde. Für ihre Lebensleistung wurde sie in den Adelsstand versetzt. Bei Herder/Spektrum: Hospiz und Begleitung im Schmerz (Bd. 4213).

Dr. Christoph Hörl, geb. 1967, lehrt Philosophie an der University of Warwick, England.

Cicely Saunders

Brücke in eine andere Welt

Was hinter der Hospiz-Idee steht

Herausgegeben und eingeleitet von Christoph Hörl

Herder
Freiburg · Basel · Wien

Aus dem Englischen von
Christine Meyer, Kate Reiner und Christoph Hörl

Gedruckt auf umweltfreundlichem,
chlorfrei gebleichtem Papier

Originalausgabe

Herstellung: Freiburger Graphische Betriebe 1999
Umschlaggestaltung: Joseph Pölzelbauer
Umschlagmotiv: Paul Klee, Tor zum verlassenen Garten, 1935, 58,
Privatbesitz Schweiz, © VG Bild-Kunst, Bonn 1998
ISBN 3-451-04708-X

Inhalt

Vorwort

Der Jesuitenpater Reinhold Iblacker, dessen unermüdlichem Einsatz es mitzuverdanken ist, daß man auch in Deutschland seit den siebziger Jahren von einer ,Hospiz-Bewegung' reden kann, pflegte zu seinen Vorträgen immer ein großformatiges Fotoporträt mitzubringen. Gleich zu Beginn schärfte er seinen Zuhörern ein, sie bräuchten von dem, was er ihnen mitzuteilen habe, nichts zu behalten; auf keinen Fall dürften sie aber den Namen der Frau vergessen, die auf diesem Porträt abgebildet sei. Der Name dieser Frau ist Cicely Saunders. Das nach ihren Vorstellungen geplante und 1967 in London eröffnete St. Christopher's Hospice ist der Ausgangspunkt einer inzwischen weltweiten Bewegung, deren Anliegen es ist, den Sterbenden einen Platz unter uns Lebenden einzuräumen – einen Platz, an dem sie bis zuletzt sie selbst sein können.

Dieses Buch enthält den Text eines Gesprächs, das ich, über mehrere Treffen verteilt, in den Jahren 1997 und 1998 mit Dr. Saunders in ihrem Büro im Londoner St. Christopher's Hospice führen durfte. Als ich das erste Mal mit der Idee für ein solches Buch auf sie zutrat, begrüßte sie dies vor allem als eine Gelegenheit zur Rückbesinnung auf die Grundgedanken, die hinter der Planung des Hospizes standen, und darauf, wie über die Jahrzehnte hinweg diese Grundgedanken rund um die Welt Resonanz gefunden haben. Gleich darauf meinte sie aber, dies sei natürlich eng mit ihren persönlichen Erfahrungen verknüpft. Sobald sie anfängt, über das Thema Hospiz zu reden, wird deutlich, wie tief die Entwicklung der Hospiz-Bewegung in der Lebensgeschichte von Cicely Saunders verwurzelt ist. Sie spricht zwar häufig davon, bestimmte Patienten, denen sie an entscheidenden Punkten in ihrem Leben begegnete, seien die eigentlichen Gründer der Hospiz-Bewegung gewesen. Was sie aber von diesen Begegnungen erzählt, macht auch deutlich, daß diese Patienten in ihr einen außergewöhnlichen Menschen fanden, der ihre Situation wirklich verstand und bereit war, alles einzusetzen, um ihnen zu helfen.

Die Geschichten, die sie von diesen Patienten erzählt, zeugen von einem beispielhaften Verständnis der Aufgabe, die die Betreuung von Patienten in der letzten Phase ihres Lebens darstellt. Sie zeugen von einem Augenmerk für Möglichkeiten der medizinischen Versorgung, die es den Patienten erlauben, bis zuletzt am Leben teilnehmen zu können. Dies geht vom Engagement für den Einsatz der besten wissenschaftlichen Techniken in der Entwicklung neuer Methoden der Schmerzbekämpfung bis zu Details wie der Erkenntnis, daß einem bestimmten Patienten schon damit geholfen ist, wenn seine Whisky-Ration erhöht wird. Diese Geschichten zeugen jedoch auch von einem Bewußtsein der persönlichen Bedürfnisse dieser Patienten, die weit über das Medizinische hinausgehen. Menschen, die dem Tod entgegengehen, brauchen ein Umfeld, wo ihnen und denen, die ihnen nahestehen, Zeit und Raum gegeben wird, den physischen, emotionalen und oft auch spirituellen Anforderungen, die sich ihnen stellen, zu begegnen. Der Hospiz-Gedanke steht hier für den Versuch, dieses Umfeld zu schaffen, ob durch Hilfe für die Patienten zu Hause, in Palliativstationen in Krankenhäusern oder, wie im St. Christopher's Hospice, in speziell für diesen Zweck eingerichteten Hospizen.

Die Geschichten, die Cicely Saunders von diesen ‚Gründerpatienten' erzählt, sind aber noch etwas ganz anderes. Sie sind Dokumente dafür, daß es in diesen letzten Monaten, Wochen und Tagen Augenblicke intensiver Nähe, ja sogar Intimität geben kann. Diese Augenblicke können diese Zeit für die Patienten zu einer der wichtigsten Phasen in ihrem Leben machen. Und diese Augenblicke können denjenigen, die sie mit den Patienten teilen dürfen, Erfahrungen der Mitmenschlichkeit erschließen, die Leben und Sterben erst einen Sinn geben. Es sind sehr persönliche Erfahrungen, die hier zum Motor eines sehr öffentlichen Engagements wurden. Und diese Verflechtung von Privatem und Öffentlichem, die diese Geschichten auszeichnet, setzt sich fort in der Art und Weise, wie sie Teil der Geschichte der Hospiz-Bewegung geworden sind.

Cicely Saunders scheut sich nicht davor, einige dieser Patienten unter die besten Freunde zu zählen, die sie je gehabt hat, auch wenn sie ihnen erst im Krankenhaus begegnet ist und ihren Lebensweg manchmal nur für wenige Wochen begleiten konnte, bevor sie starben. Von ihrer Beziehung zu zwei Patienten, denen sie an entscheidenden Punkten in ihrer Karriere begegnete – David Tasma und Antoni Michniewicz –, spricht sie sogar als einer Liebesbeziehung. Diese Bereitschaft, sich in einen sterbenden Menschen zu verlieben, sich im vollen Bewußtsein des nahen Abschieds ihm hinzugeben, verdeutlicht im Extrem, worauf es Cicely Saunders ankommt: die Anerkennung des Sterbenden als Mensch. „Du zählst, weil du bist, wer du bist. Und du zählst bis zum letzten Moment deines Lebens" ist ein Ausspruch von Cicely Saunders, den viele Hospiz-Initiativen rund um die Welt zu ihrem Motto gemacht haben. Was dies aber wirklich bedeuten kann, wird erst aus der Geschichte von Menschen deutlich, die so weit gegangen sind wie sie.

Die Erfahrungen, die Cicely Saunders mit ihren Patienten gemacht hat, haben vor allem deshalb eine so erstaunliche Wirkung gehabt, weil sie von einer Person gemacht wurden, die die ganze Tragweite der Aufgabe sehen konnte. Aus diesen Begegnungen heraus entwickelte sich bei Cicely Saunders die Erkenntnis, daß wir Menschen, die im Sterben liegen, nur dann wirklich gerecht werden können, wenn wir eine Philosophie der Patientenbegleitung entwickeln, die alle Aspekte ihrer Situation umfaßt. Von Anfang an stand im Zentrum der Idee für das St. Christopher's Hospice die Vorstellung einer Gemeinschaft von Menschen, die sich zusammen für die medizinischen, sozialen und spirituellen Belange der Patienten einsetzen. Mit ihrem Engagement für das Hospiz erstritt sie sich auch ein Mitspracherecht in allen Bereichen, die sich traditionell für diese Belange einsetzen.

Die ersten vier Jahrzehnte ihres Lebens lassen sich beschreiben als die Geschichte der Suche nach dieser Aufgabe und, als sie sie dann gefunden hatte, der Entschlossenheit, sich die Qualifikationen anzueignen, die sie dafür brauchen würde, diese Aufgabe anzugehen. 1918 in London geboren, wächst sie auf in einer Familie, die sie selbst als konfliktbeladen beschreibt. Ihre Eltern schicken sie nacheinander auf drei verschiedene Schulen, zunächst in London, dann auf zwei Internate an der englischen Kanalküste. Sie spricht davon, sie sei in der Schule sehr unbeliebt und unglücklich gewesen. Nach ihrem Schulabschluß geht sie nach Oxford, um Politik, Philosophie und Wirtschaftswissenschaften zu studieren, unterbricht aber schon nach einem Jahr ihr Studium. Der Zweite Weltkrieg war gerade ausgebrochen, und sie hatte sich entschieden, sich zur Krankenschwester ausbilden zu lassen. 1941 beginnt sie ihre Ausbildung als Stationsschwester im St. Thomas' Hospital in London. Für die Idee, Krankenschwester zu werden, hatte sie sich schon während ihrer Schulzeit interessiert. Noch vor Ende ihrer Ausbildung wird jedoch klar, daß sie aufgrund ihrer anhaltenden Rückenschmerzen diesen Beruf nicht dauerhaft wird aufnehmen können. Sie schließt die Ausbildung ab, kehrt aber 1944 nach Oxford zurück, um erneut das Studium aufzunehmen. Diesmal schreibt sie sich zusätzlich für ein Diplom in öffentlichen und sozialen Verwaltungswissenschaften ein, das es ihr, zusammen mit einem Kriegsabschluß in ihrem Grundstudium, ermöglicht, sich daraufhin in London zur medizinischen Sozialarbeiterin ausbilden zu lassen. Als sie 1947 ihre Arbeit aufnimmt, ist das aber noch nicht das Ende ihrer Lehrjahre. Ihr neuer Beruf bringt sie wieder zurück nach St. Thomas, wo sie vor allem mit Krebspatienten in Kontakt kommt. Ab 1948 arbeitet sie auch noch zusätzlich ein- bis zweimal wöchentlich ehrenamtlich als Krankenschwester im St. Luke's Hospital, einem Haus mit 48 Betten für Patienten mit fortgeschrittenem Krebs. Angesichts der Erfahrungen, die sie mit diesen Patienten macht, reift in ihr der Entschluß, sich speziell für Sterbende einsetzen zu wollen. Sie kommt jedoch auch zur Überzeugung, daß sie, um dies richtig tun zu können, erst noch selbst Medizin studieren muß. Ihre Zeit als Medizinstudentin, von 1951 bis 1957, verbringt sie ebenfalls in St. Thomas. Mit neununddreißig Jahren besitzt sie schließlich Qualifikationen als Krankenschwester, medizinische Sozialarbeiterin und Ärztin.

In den darauffolgenden zehn Jahren wird sie Pionierarbeit leisten, die das Gesicht der Sterbebegleitung in der zweiten Hälfte dieses Jahrhunderts grundlegend verändert hat. Nach Abschluß ihres Medizinstudiums erhält sie ein Forschungsstipendium zur Arbeit in einem Team, das Möglichkeiten der Schmerzbekämpfung untersucht. Unter zwanzig Teammitgliedern ist sie die einzige, die sich den Schmerzen sterbender Patienten widmet. Ihre Arbeit führt sie dreimal die Woche ins St. Joseph's Hospice, ein Haus, das von einem Orden irischer katholischer Nonnen geführt wird und in dem es an die fünfzig Betten für sterbende Patienten gibt. Fast gleichzeitig fängt sie an, mit einflußreichen Persönlichkeiten aus der Medizin, der Krankenpflege, dem Sozialbereich und der Kirche Kontakt aufzunehmen. Sie versucht, sie für die Idee eines eigens für Sterbende eingerichteten Hauses zu gewinnen. Über die nächsten zehn Jahre hinweg nimmt die Idee konkrete Gestalt an, und am 24. Juli 1967 wird das St. Christopher's Hospice feierlich eröffnet.

St. Christopher's Hospice, als dessen Vorsitzende sie auch heute noch tätig ist, nachdem sie die aktive ärztliche Tätigkeit als Medizinische Direktorin 1985 aufgab, sollte zum Modell einer inzwischen weltweiten Hospiz-Bewegung werden. ‚Hospiz', so sagt Cicely Saunders aber, meint nicht ein Gebäude, sondern Einstellungen und Fähigkeiten, die inzwischen ebenso bei der Begleitung von Patienten zu Hause, auf Palliativstationen in Krankenhäusern und in der Arbeit von Palliativ-Teams ohne eigene Betten gefunden werden können.

Zunächst war da vor allem konkrete wissenschaftliche Forschung auf dem Gebiet der Schmerzbehandlung gefragt. Eine Medizin, die ihre Aufgabe allein in der Heilung sieht, läßt diejenigen, für die es keine Genesungschancen mehr gibt, im Stich. Die Arbeit im Hospiz, so Cicely Saunders, muß auf aktuelle Erkenntnisse in der Schmerzforschung zurückgreifen können und sich selbst für Weiterentwicklungen einsetzen, die es immer mehr Patienten erlauben, bis zuletzt schmerzfrei und zugleich bei klarem Bewußtsein zu sein.

Dem Schmerz von sterbenden Patienten zu begegnen ist aber keine rein medizinische Aufgabe. Cicely Saunders' Studien über die pharmakologischen Möglichkeiten einer effektiven Schmerzbekämpfung mögen entscheidend dafür gewesen sein, die medizinische Fachwelt auf ein Feld hinzuweisen, dem man vorher noch nicht genug Aufmerksamkeit geschenkt hatte. Noch wichtiger für die Hospiz-Arbeit selbst war aber ihre Erkenntnis, daß wir es bei dem Schmerz, unter dem Sterbende manchmal leiden, mit einem Phänomen zu tun haben, das physische, emotionale, soziale und spirituelle Komponenten umfaßt. In einem 1967 erstmals veröffentlichten Buch prägte sie dafür den Begriff ‚totaler Schmerz'. Im totalen Schmerz sind physische Beschwerden untrennbar verbunden mit dem Leid, das aus Gefühlen der Machtlosigkeit, der Vereinzelung und des Ausgeliefert-Seins an das eigene Schicksal entstehen kann. Deshalb kann dem totalen Schmerz auch nur ein interdisziplinäres Team begegnen, dem neben Medizinern auch Therapeuten, Sozialarbeiter und Seelsorger angehören.

Es ging aber von Anfang an nicht nur um die Patienten. Der Hospiz-Gedanke schließt auch Begleitung der Familie mit ein. Sie ist die Einheit, bei der die Sterbebegleitung ansetzen muß. Den Mitgliedern der Familie soll die Gelegenheit gegeben werden, sich in diesen letzten Wochen und Tagen untereinander auszusöhnen, voneinander Abschied zu nehmen und in dem, was geschieht, vielleicht sogar einen gewissen Sinn zu erkennen. Der Sterbende soll sich bis zuletzt seines Platzes in der Familie sicher sein können und die Chance haben, in ihr eine Quelle der Kraft und der Geborgenheit zu finden. Die Angehörigen sollen diese Zeit als etwas erleben können, aus dem sie später in ihrer Trauer Trost schöpfen können. Und insbesondere Kindern muß die Gelegenheit gegeben werden, auf ihre eigene Weise mit dem Abschied und dem Verlust umzugehen.

Das Hospiz kann diese Aufgaben nur erfüllen, wenn eine Struktur besteht, die es denjenigen, die im Hospiz arbeiten oder Hausbesuche machen, möglich macht, mit den Anforderungen, die sich ihnen stellen, zurechtzukommen. Nur innerhalb eines gut funktionierenden Teams kann konstruktiver interdisziplinärer Austausch stattfinden. Nur innerhalb eines solchen Teams kann der einzelne auch davor bewahrt werden, sich alleine für alles verantwortlich zu fühlen und sich auf eine Weise zu sehr zu involvieren, die weder ihm noch dem Patienten hilft. Hierarchien sind dabei hinderlich. Die Mitarbeiter im Hospiz müssen dem sterbenden Patienten vor allem als Menschen begegnen können – als Menschen, die ihr spezielles Fachwissen und ihre besonderen Fähigkeiten in diese Begegnung einbringen, aber auch als Menschen, die sich auf die Unterstützung von anderen verlassen können.

Letztlich geht es um *uns* und darum, daß wir etwas ganz Entscheidendes verlieren, wenn wir ‚leben' und ‚sterben' als gegensätzliche Begriffe sehen und dem Sterben in unserem Leben keinen Platz einräumen – dem Sterben von Verwandten, Freunden, Patienten, und schließlich auch dem Gedanken an den eigenen Tod. ‚Sterbebegleitung' heißt ja, daß wir uns selbst mit den Sterbenden zusammen auf den Weg machen müssen. Und Cicely Saunders wird nicht müde zu wiederholen, daß es dabei oft die Sterbenden sind, die uns den Weg weisen.

1 ■ Die Ideen, aus denen eine Bewegung entsprang

Das St. Christopher's Hospice im Londoner Vorort Sydenham fällt gleich beim ersten Blick durch seine großen Fensterfronten auf, die ihm von außen einen freundlichen, offenen Charakter verleihen und die von innen einen hellen Blick auf die Häuser und Gärten der ruhigen Wohngegend freigeben. Auch im Büro von Cicely Saunders besteht eine Wand ganz aus Fenstern. Von hier aus kann man das Kommen und Gehen von Menschen sehen, die Patienten ins Hospiz bringen, Freunde und Verwandte dort besuchen oder selbst im Hospiz arbeiten.

Ein Fenster in diesem Gebäude ist aber ganz besonders. Es ist das Fenster, das gleich neben dem Haupteingang liegt und durch das Licht in den Warteraum fällt. Eine Tafel unter dem Fenster erinnert an David Tasma, den Cicely Saunders 1948 kennenlernte. Die Begegnung zwischen diesen beiden Menschen ist in ihrer Bedeutung für das, was später geschah, kaum zu überschätzen. David Tasma hatte einen inoperablen Tumor, und Cicely Saunders konnte ihn nur etwa 25mal abends nach ihrer Arbeit besuchen, bevor er starb. In diesen wenigen Stunden spielte sich jedoch eine intensive Beziehung zwischen diesen beiden Menschen ab. Ihre innige Zuneigung zu ihm brachte ihr die Situation Sterbender ganz nahe und ließ sie ihre eigene Aufgabe erkennen. In ihren Gesprächen miteinander nahm auch die Idee eines speziell eingerichteten Hauses für Sterbende zum ersten Mal detailliert Gestalt an. David Tasma sprach schließlich davon, er wolle ‚ein Fenster in ihrem Heim' sein, und hinterließ ihr 500 Pfund in seinem Testament. Cicely Saunders spricht oft davon, sie habe die darauffolgenden 19 Jahre damit verbracht, das Hospiz um David Tasmas Fenster herum aufzubauen. Seine 500 Pfund wurden zum Grundstock einer Stiftung, die schließlich fast 500 000 Pfund zum Bau von St. Christopher aufbringen würde.

■

Als ich mit dem Vorschlag für dieses Buch auf Sie zukam, sagten Sie, daß Sie sich mit mir gerne über das Denken unterhalten möchten, das hinter dem Hospiz-Konzept steht. Wir werden später noch dazu kommen, wie sich dieses Denken über die Jahre entwickelt hat; könnten Sie aber zunächst einmal diejenigen Grundgedanken benennen, die Ihrer Meinung nach von Anfang an zentral für die Idee eines Hospizes waren?

Nun, ich habe angefangen, mich selbst für diese Frage zu interessieren, weil David Clark, ein Professor für medizinische Soziologie am Royal Hallamshire Hospital der Universität Sheffield, in der letzten Zeit meine Archive durchwühlt hat. Er hat für die Zeitschrift *Mortality* einen Artikel geschrieben, der die Ursprünge der Bewegung nachzeichnet. Er hat dazu viele meiner Briefe herangezogen, die in Aktenordnern nach den Personen sortiert waren, mit denen ich in Kontakt stand. Er hat festgestellt, daß ich zwischen 1957 und 1967, dem Jahr, in dem wir das erste Hospiz eröffneten, an die 10 000 Briefe geschrieben habe, von denen heute noch Kopien existieren. Außerdem sind auch die Artikel, die ich geschrieben habe, und eine Liste aller Vorträge, die ich damals gehalten habe, und viele andere Schriften aus dieser Zeit archiviert. Diese Dokumente zeigen, wie es begann mit dem Gedanken an eine christliche Gemeinschaft von Menschen, die sich um Sterbende kümmern wollten. Aber von Anfang an ist auch die medizinische Komponente sehr wichtig gewesen. Die Dokumente zeigen jedoch auch, wie sich diese Idee allmählich entwickelt und geöffnet hat – bis dann am Ende der Gedanke einer spezifisch christlichen Gemeinschaft fast beiseite gelegt wurde oder zumindest als etwas betrachtet wurde, dem man sich später widmen würde. Oder es wurde als etwas gesehen, das sich von selbst einstellen würde, wenn wir das Ziel erst einmal erreicht hätten. So war das St. Christopher's Hospice, als es endlich seine Türen öffnete, zwar schon als eine sowohl medizinische als auch christliche Gründung konzipiert, aber der medizinische Aspekt hatte sicherlich mehr und mehr an Bedeutung gewonnen, je mehr ich die Idee ausbaute. Auch heute glaube ich nicht, daß im Verlauf der Geschichte der medizinische Aspekt je überhandgenommen hat, aber wir müssen uns immer wieder an den christlichen Aspekt der Grundidee zurückerinnern. Was den genauen Entwicklungsprozeß dieser Idee betrifft, so hatte ich sicher einiges vergessen. Manche Stellen in den Briefen, die Professor Clark veröffentlicht hat, sind deshalb sehr faszinierend für mich. Sie erinnern mich daran, was wirklich hinter der Hospiz-Bewegung steckt.

Hatten Sie in dieser frühen Phase, als Sie diese Briefe schrieben, schon das Ziel, einmal eine Institution wie das St. Christopher's Hospice zu eröffnen?

Ja, natürlich hat eigentlich alles schon 1948 angefangen mit jenem ersten Patienten, David Tasma. Er war ein 40 Jahre alter jüdischer Patient, der ursprünglich aus dem Warschauer Ghetto kam. Ich lernte ihn auf der ersten Station kennen, auf der ich nach dem Abschluß meiner Ausbildung als medizinische Sozialarbeiterin tätig war. Er kam schließlich in ein anderes Krankenhaus. Dort besuchte ich ihn häufig auf einer sehr hektischen, aber gut durchorganisierten chirurgischen Station. Zwei Monate später starb er. Wir unterhielten uns lange über Fragen, die ihm wichtig waren: Welches Umfeld hätte nicht nur dazu beigetragen, seine Symptome zu lindern, sondern ihm auch genügend Zeit und Raum zur Verfügung gestellt, um persönlich mit seinem Leben ins reine zu kommen? Es war ein Leben, das ihm offensichtlich recht unglücklich und sinnlos gewesen zu sein schien.

Und wenn ich mit anderen Leuten über die Ursprünge des Hospiz-Gedankens spreche, werde ich nicht müde, zu wiederholen: Es gibt drei Prinzipien, die mir durch die Begegnung mit David Tasma wichtig geworden sind – durch das, was er sagte, und durch das, was mir klar wurde, nachdem er gestorben war. Ich glaube, daß diese drei Prinzipien als Grundgedanken der Hospiz-Bewegung immer noch Gültigkeit besitzen.

Da ist zunächst einmal der Gedanke der Offenheit. David sagte zu mir: „Ich werde ein Fenster in deinem Heim sein." Er hinterließ mir in seinem Testament 500 Pfund für die Errichtung eines solchen ‚Heimes', wo Menschen die Zeit und den Raum finden können, die auf einer überfüllten chirurgischen Station kaum vorhanden sind. Der Gedanke der Offenheit, der für mich in seinem Gebrauch des Wortes ‚Fenster' lag, spiegelt sich in vielem wider. Zunächst bedeutete er Offenheit gegenüber der Welt und Offenheit der Welt uns gegenüber. Aber er meint ebenso Offenheit gegenüber den Patienten und ihren Familien, Offenheit untereinander und Offenheit für das Jenseitige. Kürzlich ist mir ein weiterer Aspekt aufgegangen: die Offenheit für neue Herausforderungen. Ich glaube, ‚Offenheit' ist ein sehr interessanter Begriff und ein ganz wichtiges Grundprinzip der Hospiz-Bewegung gerade deswegen, weil er so viele Möglichkeiten in sich birgt.

Dann ist da der Gedanke der Ganzheit und Einheit von Herz und Verstand. Er rührt daher, daß David Tasma zu mir sagte: „Ich will das, was in deinem Herzen und in deinem Verstand ist." Er meinte damit eigentlich: „Ich will nur das, was du mir sagst, was für dich wirklich ist." Ich hatte ihm nämlich Psalmen rezitiert, und als ich keine mehr auswendig wußte, sagte ich: „Soll ich dir noch ein paar vorlesen?" Aber dieser Gedanke hat sich wiederum erweitert zu einem Grundsatz: Hospiz umfaßt alles, was mit dem Verstand zusammenhängt – den ganzen wissenschaftlichen Anspruch, das Experimentieren, das Forschen und Studieren und auch wissenschaftliche Erkenntnisse über Familiendynamik und menschliches Denken und Fühlen. All das muß aber immer mit einer Freundschaft des Herzens verbunden sein – mit einer individuellen und persönlichen Fürsorge und Beziehung. Das ist also das zweite Grundprinzip. Manchmal sagen Leute zu mir: „Ach so, Sie meinen ‚Herz' und ‚Verstand' – also zwei Prinzipien." Darauf habe ich immer geantwortet: „Nein, die beiden gehören zusammen, sie sind zwei Seiten einer wichtigen Medaille. Man muß sie zusammenlassen."

Der dritte Grundsatz heißt für mich: Geistige Freiheit. Diese Einsicht entstand ebenfalls aus dieser persönlichen Erfahrung: Ich war mir sicher, daß David Gott nun besser kannte, als mir dies bisher möglich gewesen war, weil er in die Ewigkeit eingegangen war. David hatte seinen persönlichen Frieden mit dem Gott seiner Ahnen gemacht, bevor er starb. Er hinterließ bei mir das sichere Gefühl, daß er seine Antworten gefunden hatte, und die Überzeugung, daß all unsere Fürsorge dem anderen absolute Freiheit lassen muß, damit er seinen eigenen Weg zum Sinn finden kann. David war seinen persönlichen Weg auf seine Weise gegangen, in seiner eigenen Würde und in seiner geistigen Freiheit. Geistige Freiheit ist also das dritte Grundprinzip.

Ich stehe heute immer noch hinter diesen drei Grundprinzipien. Und ich habe stets das Gefühl gehabt, daß ich mit der Zeit immer mehr über sie gelernt habe.

Im British Medical Journal *schrieben Sie vor kurzem: „Ganz gleich was passiert: wichtig ist, daß wir nicht aufhören, zuzuhören und Fragen zu stellen." Ich finde es schön, wie die Begriffe ‚zuhören' und ‚Fragen stellen' hier nebeneinander stehen. Sie betonen an anderen Stellen nämlich, daß es sehr wichtig ist, Menschen zuzuhören, weil sie uns selbst sagen werden, was sie brauchen. Aber ich denke, daß auch immer die Gefahr besteht, daß man zu anmaßend wird oder viele Dinge einfach voraussetzt.*

Ich glaube, daß man dann wahrhaft zuhört, wenn es einem ganz natürlich erscheint, auch Fragen zu stellen, d. h. alles anzusprechen, von dem man das Gefühl hat, daß es den Patienten hilft, und sich über das klar zu werden, was sie gerade beschäftigt. Aber sich selbst Fragen zu stellen ist ebenfalls wichtig: „Habe ich das medizinisch so gut gemacht, wie ich konnte?" Und das gilt natürlich nicht nur auf dem medizinischen Bereich. Man muß sich immer wieder fragen: „Welche Philosophie steckt hinter dem, was ich tue? Welchen Glauben versuche ich zu erfahren, weiterzuentwickeln und zu hinterfragen?“ Auch das meine ich. Ich glaube, daß jeder, der es auf sich nimmt, denen beizustehen, die sich ausgeliefert fühlen und Abschied nehmen müssen, irgendwann erkennt, daß er sich eine grundlegende Philosophie zurechtlegen muß. Solch eine Philosophie muß einerseits dem Einzelnen gerecht werden, andererseits aber auch die Gemeinschaft im Auge haben. Dies ergibt sich aus unserer Arbeit, bei der wir immer wieder erkennen, daß jeder von uns sich auf eine oft schmerzliche Suche nach einem Sinn machen muß, der selbst in den schlimmsten Umständen stecken mag. Und wir müssen uns so weit von unseren eigenen Ängsten befreien, daß wir in der Lage sind, den qualvollen Fragen anderer zuzuhören. Das ist keine freiwillige Aufgabe, die zusätzlich zu den anderen dazukäme. Sie wirkt sich vielmehr ganz grundlegend auf unsere Arbeit aus. Jeder, der mit diesen Patienten und ihren Familien zu tun hat, muß sich dieser Dimension bewußt sein.

Wenn wir zeigen wollen, daß wir verstehen oder zu verstehen versuchen, was hier vor sich geht, müssen wir uns also über unsere eigenen Motive im klaren sein.

Wenn man mit Menschen arbeitet, die auf verschiedene Weise benachteiligt oder beeinträchtigt sind, muß man sich tatsächlich seiner eigenen Motive ganz sicher sein. Man muß sich sicher sein, daß man nicht für sich selbst eine ganze Menge Befriedigung daraus bezieht, daß man sich sagt: „Hier bin ich und helfe diesen armen Menschen.“ Erst dann kann man die Würde und Geltung von Menschen anerkennen, die am Ende ihres Lebens stehen.

Manchmal ist es da auch ganz entscheidend, sozusagen mit leichten Füßen schweren Boden zu überqueren. Wie Rabbi Lionel Blue manchmal in seiner BBC-Radiosendung *Thought for the Day* sagt: „Nimm's nicht zu schwer, Liebes. Nimm's nicht zu schwer.“ Manchmal muß man eben über sich selbst lachen, und das Lachen ist auch innerhalb des Teams wichtig. Hier im St. Christopher's Hospice wird in der Tat viel gelacht. Nicht das spröde, irgendwie zerbrechliche Lachen, sondern manchmal ist das sogar ziemlich makaber – oder ‚makabrisch', wie mein Mann immer sagte. In manchen Fällen ist dieses Lachen oder der Humor unglaublich wichtig. Lachen ist ja schließlich auch eine Art der Bewältigung.

Ich habe den Eindruck, daß es hier ganz verschiedene Ebenen des Verstehens gibt. Außer dem Verstehen im wörtlichen Sinn ist da auch die Fähigkeit des Miteinander-Lachens, über die Sie eben gesprochen haben. Im Foyer des Hospizes habe ich die Skizzen für ein Wandbild gesehen, das von Patienten entworfen wurde. Das scheint in Ihrer Arbeit ebenfalls eine wichtige Rolle zu spielen: das Verständnis für verschiedene Weisen, wie Menschen sich ausdrücken können, zum Beispiel in der Kunst oder Literatur.

Ja, ich denke, daß beispielsweise die Gruppe für kreatives Schreiben ein sehr wichtiger Bestandteil des Tageszentrums ist. Und wir hatten immer schon Patienten, die etwas schrieben oder diktierten. „Ramseys Tagebuch" zum Beispiel, das in der Biographie, die Shirley du Boulay über mich geschrieben hat, veröffentlicht wurde, ist ein besonders eindrucksvolles Dokument über jemanden, der um sein Augenlicht kämpft und schreckliche Dinge sieht – seltsame Gebäude und so weiter – und der den Satzbau kaum mehr im Griff hat. Aber trotzdem verliert er nicht aus den Augen, was er sagen will. Denn am Ende schafft er es doch immer wieder, sich verständlich zu machen. Ramsey wollte etwas Konstruktives aus seiner Not machen. Er litt, weil er als Fernsehproduzent daran gewöhnt war, die Dinge bis zum Ende zu durchdenken. Und er sagte: „Wie kann ich das schaffen, wenn mich mein Verstand langsam im Stich läßt?" Aber er schaffte es.

Aber ich denke, manchmal kann auch das Schweigen sehr beredt sein.

Schweigend neben jemandem zu sitzen kann sehr schwierig, aber auch sehr kreativ sein. Ich erinnere mich an einen ziemlich guten Kaplan, der vor langer Zeit im St. Joseph's Hospice Besuche abstattete. Er erzählte einmal, daß er einen Patienten, dessen Zimmer er gerade betreten hatte, in einem völligen Durcheinander vorfand – „wie einen Sack Flöhe", sagte er. Und er erzählte, er habe sich einfach neben ihn gesetzt und gesagt: „Es hat keinen Sinn, viel zu sagen. Aber wäre es Ihnen recht, wenn ich mich einfach hierher setze und ein bißchen bleibe?" Und als er dort ungefähr fünf oder zehn Minuten gesessen hatte, sagte der Patient: „Jetzt fühle ich mich besser." Wenn er versucht hätte, irgend etwas zu sagen, hätte er alles verdorben. Oft ist es wichtig, daß so wenig wie möglich gesprochen wird, denn es geschieht sehr leicht, daß eine wahre Botschaft damit gestört wird.

Ich habe schon oft gesagt, daß einer unserer wichtigsten Grundsteine aus dem Bewußtsein der Bedürfnisse Sterbender besteht, das sich in den einfachen Worten zusammenfassen läßt, die Jesus im Garten Getsemani sprach: „Wachet mit mir." Für mich umfaßt dies unseren Fortschritt im Erlernen von Fähigkeiten, die den Patienten helfen, unsere Versuche, seelisches Leiden und Einsamkeit zu verstehen und auch die Weitergabe dessen, was wir gelernt haben. Aber es umfaßt auch viele Dinge, die nicht verstehbar sind. Als sie das erste Mal ausgesprochen wurden, sollten diese Worte nicht heißen „Versteht, was vor sich geht". Noch viel weniger sollten sie heißen „Erklärt" oder „Erleichtert etwas". Wieviel Not wir auch lindern können, so sehr wir auch dazu beitragen können, daß die Patienten einen neuen Sinn in dem entdecken, was da geschieht, es wird immer einen Punkt geben, an dem wir innehalten und einsehen müssen, daß wir in Wahrheit hilflos sind. Es wäre falsch, wenn wir versuchen wollten, dies zu überspielen oder zu leugnen, und selbst einreden wollten, wir seien immer erfolgreich. Selbst wenn wir das Gefühl haben, daß wir absolut nichts tun können, müssen wir immer noch bereit sein, dazubleiben. Wenn wir wirklich bei unseren Patienten bleiben, können wir nicht nur lernen, wie wir ihre Not und ihre Schmerzen lindern, wie wir sie verstehen und ihnen helfen können, sondern auch, wie wir still sein, zuhören und einfach nur für sie dasein können. Dabei erfahren wir auch, daß die eigentliche Arbeit nicht von uns geleistet wird. Wir arbeiten an etwas, das so viel größer ist als wir.

Sie haben betont, wie wichtig es ist, den Menschen die Möglichkeit zu geben, das zu tun, was sie wirklich tun wollen. Aber wahrscheinlich spielt auch die Frage eine Rolle, ob man diesen Menschen nicht zu viel Hoffnung macht. Und es ist ja wirklich auch so, daß viele Menschen Erwartungen an sich selbst stellen, die möglicherweise zu hoch gesteckt sind.

Ich glaube, daß es sehr wichtig ist, von den Menschen nicht zu viel zu verlangen. Manche kommen hierher mit der Einstellung: „Ich bin, wer ich bin, und zwar ein Versager. Ich habe das und das in meinem Leben nicht getan. Ich lasse meine Familie in großen Schwierigkeiten zurück. Ich wünschte, ich hätte jenes nicht getan", und so weiter. Und manche schauen auf ein Leben zurück, in dem sie sehr große Fehler begangen haben. Aber irgendwie können wir ihnen doch zeigen, daß sie einen gewissen Wertmaßstab haben, denn sonst hätten sie nicht das Gefühl, daß das, was sie getan oder nicht getan haben, nicht genug war. Schon allein dadurch können sie als Menschen in ihrem Wert erkannt werden.

Wir haben uns einmal in unserer Diskussionsgruppe über spirituelle Bedürfnisse unterhalten. Und es war die Sozialarbeiterin in der Gruppe, die das sagte. Sie ist eigentlich Atheistin, besitzt aber sehr viel Gespür für spirituelle Fragen. Das kann man auch als Atheist – manchmal noch mehr als jemand, der auf eine sehr einfache und selbstverständliche Weise religiös ist. Aber ich glaube, dies ist ein sehr wichtiger Punkt, und er kann den Menschen nahegebracht werden, so daß sie sich dem Ende hoffentlich in einer Haltung nähern können wie „ich bin, wer ich bin, und das ist gut so". Und so können sie zu einer Art Zufriedenheit gelangen.

Aber es gibt auch immer wieder Menschen, die nie diese Zufriedenheit erreichen werden, und für das Personal ist es sehr schwierig, damit umzugehen. Ich habe jetzt natürlich einen gewissen Abstand zur klinischen Realität. Ich erfahre manchmal aus zweiter Hand von dieser Belastung, aber ich habe sie früher auch selbst erlebt. Die Sozialarbeiterin, die ich gerade erwähnt habe, sprach zum Beispiel einmal mit mir über die jungen Mütter, die ihre Kinder verlassen müssen, und darüber, wie unendlich schwierig es ist, eine unerfüllte Aufgabe zurückzulassen. Und sie erzählte mir von einer bestimmten Frau, die gesagt hatte: „Ich will es einfach nur hinter mich bringen. Ich halte es nicht aus, mich noch einmal von meinen Kindern zu verabschieden." Jeden Tag wiederzukommen und ihren Schmerz zu teilen war irgendwie alles, was sie für sie tun konnte. Aber selbst das hat einen sehr realen Wert.

In einer Schrift über die Entstehung des Hospiz-Gedankens schrieben Sie einmal: „In der Hospiz-Bewegung geht es nach wie vor um die Beziehungen zwischen Menschen und um ihren eigenen Zugang zu dem, was sie für wahr halten." Ich glaube, das faßt die beiden Dinge zusammen, über die Sie gesprochen haben: Es ist eine an der jeweiligen Person orientierte Grundhaltung, aber da gibt es auch noch diesen anderen Aspekt: den der Ziele, die sich die Menschen setzen.

Natürlich gibt es auch Menschen, die sich dem nicht stellen, und die sagen: „Ich habe schon alles gesagt, was gesagt werden kann" – und sich mehr oder weniger treiben lassen. Das soll nicht heißen, daß sich alle anderen Patienten im Hospiz jeden Moment mit der Frage nach dem Sinn ihres Lebens herumquälen und feststellen, daß sie ihre Lebensziele nicht erreicht haben. Aber es gibt immer einige, die kämpfen, und andere, die das alles einfach sehr leicht nehmen.

In einem Buch eines russischen Schriftstellers – ich glaube, es war Solschenizyn – las ich einmal etwas über Bauern, die dem Tod sehr ruhig entgegensahen. Es war so etwas wie „Hier ist er also." Sie übertraten die Schwelle des Todes fast so, wie sie jeden Morgen in ihre Felder zogen. Es war einfach ein Teil ihrer Existenz. Wir haben auf jeden Fall eine ähnliche Haltung bei einigen Menschen beobachtet, die ihr Leben lang Einzelgänger gewesen waren. Als eine unserer Schwestern ein Sabbatjahr machte, sah sie sich einige dieser Einzelgänger genauer an. Auf der Station, auf der sie gearbeitet hatte, waren besonders viele. Es waren Menschen, die keinen festen Wohnsitz hatten, von ihren Familien getrennt lebten und auf die eine oder andere Weise aus der Gesellschaft ausgestiegen waren. Und es fiel ihr auf, wie leicht diese Menschen das Sterben nahmen. Ich meine, das war auch so etwas. Aber ich glaube, daß das zum Teil daher rührte, daß sie keinerlei Verantwortung trugen, weshalb sie ja auch so gelebt hatten und so starben.

Ich glaube, daß es ein sehr beneidenswerter Zustand ist, wenn man wie mein Mann Marian sagen kann: „Ich bin ganz und gar glücklich. Ich habe meine Aufgabe im Leben erfüllt, und jetzt bin ich bereit zu sterben", um dann im tiefsten Vertrauen zu sagen: „Gott wird wissen, was er mit mir will." Für einen Mann, der in seinen frühen Jahren ein sehr dynamischer Mensch war, ist es schon eine bemerkenswerte Wandlung, wenn er am Ende seines Lebens eine solche Haltung einnehmen kann. Aber ich glaube, das hatte auch etwas mit mir zu tun, denn wir waren beide sehr glücklich. Er sagte mir wunderschöne Dinge, die ich alle am Ende meines Tagebuchs notierte und nach seinem Tod abschrieb. Sie waren für mich ein großer Trost. Er sagte: „Ich bin jetzt so glücklich wie nie zuvor", und sprach darüber, wie sicher und geborgen er sich fühlte: „Durch dich fühle ich mich sicher und geborgen."

Ich glaube, daß das Ziel der Hospiz-Bewegung genau darin besteht, den Menschen das Gefühl zu geben, geborgen oder sicher zu sein, wie auch immer man es nennen möchte – sicher genug, um sich den unangenehmen Gefühlen zu stellen, die sie vielleicht plagen, sicher genug auch, um die Dinge hinter sich zu lassen, mit denen sie nicht zufrieden sind, und auch sicher genug, um das Gefühl zu haben, den Schmerz, die Atemnot und alles andere bewältigen zu können. Ein wesentlicher Grundgedanke der Hospiz-Bewegung ist also, die Hospize zu einem Ort der Geborgenheit zu machen, wie wir es in unseren ursprünglichen „Zielsetzungen und Grundlagen" formuliert hatten, lange bevor das Hospiz seine Tore öffnete.

Etwas anderes ist dabei aber auch wichtig. Wenn Patienten mit körperlichen Beschwerden zu uns kommen, müssen wir ihnen auf dieser Ebene helfen. Was hingegen ihre sozialen und emotionalen Probleme betrifft, hängt es von ihnen ab, zu sagen: „Ich möchte, daß Sie mir hierbei helfen." Wir haben nicht automatisch Zugang zu ihren tiefsten inneren Gefühlen, es sei denn, sie öffnen sich uns. Ich glaube, wir sollten wirklich nicht zu sehr in sie eindringen und einige Dinge auf sich beruhen lassen, auch wenn wir das Gefühl haben, daß sie noch nicht abgeschlossen sind. Aber wir sind ja nicht die einzigen, die da sind. Und vielleicht möchten sie nicht sprechen oder die Dinge mit sich selbst ausmachen. Dies alles ist ein Teil ihrer Integrität.

Dies wird auch in dem Buch *Palliative Care Ethics* von Randall und Downie deutlich. Sie legen darauf sehr viel Wert. Ihr Untertitel ist *A Good Companion:* der ‚gute Begleiter' kommt dem Menschen so nah, wie dieser es zuläßt.

Wenn Sie also sagen, daß die Hospiz-Bewegung eine philosophische oder religiöse Grundlage braucht, heißt das nicht unbedingt, daß wir dann genau wissen, was wir tun sollen oder für alles eine Erklärung haben.

Nein, ich glaube, es geht nur um die Anerkennung der Würde des Menschen. Es geht nur darum, zu sagen: Dieser Mensch ist wichtig, und zwar bis zum letzten Atemzug seines Lebens.

2 ■ Die Gründerpatienten

Manche Erfahrungen, die sie im Laufe ihres Lebens mit sterbenden Patienten gemacht hat, gehen Cicely Saunders auch heute noch nach. Sie sind weiterhin eine treibende Kraft ihres Einsatzes, aber gerade deshalb sind sie ihr auch nach wie vor in allen ihren Aspekten gegenwärtig. Nach einem unserer Gespräche entschuldigte sie sich und meinte, sie hätte sich diesmal nicht so gut konzentrieren können, weil sie schon den ganzen Tag an einem ihrer ‚Antoni-Rückfälle' gelitten hätte.

Unter den Patienten, die sie als die eigentlichen Gründer von St. Christopher's Hospice sieht, nimmt Antoni Michniewicz einen besonderen Platz ein. Die Begegnung mit David Tasma war ein Auslöser gewesen. Hier hatte sie ihre Berufung gefunden. Die Begegnung mit Antoni Michniewicz aber erschloß ihr die Situation Sterbender in einer Tiefe, die ihr die Zuversicht gab, sich als wirkliche Fürsprecherin dieser Patienten einsetzen zu können. Die wenigen Wochen, in denen sich zwischen ihr und ihm eine innige Liebesbeziehung entspann, würde sie später als eine ‚Reise des spirituellen Wachstums' beschreiben: „Weil ich ihm angehörte, wie ich nie zuvor jemandem angehört hatte, gehöre ich so auch allen anderen an – und gehöre auch dem Leben um so tiefer an."

So wurden mit der Geschichte von Cicely Saunders auch die Geschichten ihrer Patienten zu einem Teil der Geschichte der Hospiz-Bewegung: David, Antoni, Mrs. G. und Louie. Von ihnen kam die Vision, und sie würde Cicely Saunders in ihren Vorträgen sprechen lassen, um andere Menschen für diese Vision zu gewinnen.

■

„Herz und Verstand" – Sie haben erwähnt, daß die Verbindung zwischen diesen beiden eines der Fundamente der Hospiz-Bewegung ausmacht. Und aus dem, was Sie über die Entwicklung der Hospiz-Idee gesagt haben, geht recht klar hervor, daß es dabei nicht nur um das Ausarbeiten bestimmter Vorstellungen ging, sondern daß auch die direkte Begegnung mit Menschen in Krankenhäusern eine wichtige Rolle spielte. Könnten Sie vielleicht ein bißchen von den Erfahrungen erzählen, die Sie in der Begegnung mit diesen Menschen gemacht haben?

Hier in meinem Büro hängen Fotos von vier „Gründerpatienten", die ich alle wirklich geliebt habe – zwei Männer und zwei Frauen.

Der erste war natürlich David Tasma, der mir die Worte „Herz und Verstand" mitgab. In den zwei Monaten vor seinem Tod besuchte ich ihn ziemlich oft, ungefähr 25mal, und ich glaube, wir haben uns sehr liebgewonnen. Ich erinnere mich daran, daß er sagte: „Mein ganzes Leben lang habe ich auf ein nettes Mädchen gewartet. Hier bist du nun, und schau, was aus mir geworden ist." Ich glaube, er gab mir in unserer Beziehung ein Gefühl echter Erfüllung, auch wenn das ziemlich seltsam klingt. Ich erinnere mich an einen wundervollen Samstagnachmittag, den wir miteinander verbrachten, an dem wir dauernd über irgend etwas lachen mußten. Und ich weiß noch, wie ich mit der Linie 27 zurück nach Bayswater fuhr, wo ich wohnte. Ich sah aus dem Busfenster und blickte zurück und dachte: „Auch wenn mein Leben nichts anderes mehr für mich bereithält, dies war der wunderbarste Nachmittag, und allein dafür hat es sich gelohnt." Das war so ein Moment des Hochgefühls. Nach seinem Tod war ich natürlich sehr traurig. Ich fühlte mich, als ob ich durch einen langen Tunnel ginge. Aber ich wurde getröstet. Er starb Ende Februar, und Ende Mai, während eines Besuchs in Schottland, saß ich eines Tages am Ufer eines Flusses, und plötzlich schien ich einfach der Zeit zu entschlüpfen. Ich hatte das Gefühl, daß David da war. Aber es machte nichts, daß wir uns nicht nah sein konnten, weil wir beide gehalten waren. Das war ein weiterer Moment des Hochgefühls, der die Traurigkeit seines Todes aufhob und zu etwas sehr Positivem werden ließ. Und das war letztendlich die Berufung zum Gedanken an ein Hospiz.

Aber das war eigentlich noch recht wenig im Vergleich mit der Einwirkung, die die Begegnung mit Antoni Michniewicz auf mich hatte. Der größte Teil des Tagebuches, das ich während der Zeit schrieb, die ich mit ihm verbrachte, wurde in Shirley du Boulays Buch veröffentlicht. Sie hat, glaube ich, ganz recht, wenn sie sagt, daß wir uns auf einer Ebene des Spirituellen ebenso wie des Gefühls begegnet sind. Ich glaube, die Erfahrungen dieser Zeit gaben mir das Selbstvertrauen für meinen Auftrag. Ich wußte nun, was es heißt, in meinen Gefühlen und meiner spirituellen Zuversicht zutiefst verletzt zu werden und neben jemandem zu wachen, der nicht sterben wollte. Am Anfang sagte er: „Ich *will* nicht sterben." Aber dann rang er sich durch, bis er ein paar Wochen später sagte: „Ich will nur, was richtig ist." Dadurch daß ich diese Reise begleitete, die so eine Art Getsemani war, hatte ich das Gefühl, daß ich das Recht hatte, in diesem Bereich zu arbeiten: weil ich weiß, wie es ist. Natürlich war es sehr schwer für mich, mit meiner Trauer irgendwie fertig zu werden, nachdem er gestorben war, denn wir hatten keine Vergangenheit außer einiger weniger Stunden in einem Sechs-Bett-Krankenzimmer. Aber am Ende war alles sehr positiv. Wissen Sie, manchmal sagen Leute: „Ich habe meinen Glauben verloren", weil jemand krank oder gestorben ist. In meiner Erfahrung war es umgekehrt. Wirklich. Ich glaube, ich habe nie ein so tiefes Bewußtsein der kraftspendenden Gegenwart Gottes erlebt wie damals, und es war ein unglaublich starker Ansporn, mich für ein Hospiz einzusetzen.

Von den Frauen war die eine Mrs. G., die ich noch von St. Thomas her kannte, wo ich als Medizinstudentin arbeitete. Wir waren sieben Jahre lang befreundet, bevor sie starb, und über diese sieben Jahre hinweg wurde sie langsam blind und gelähmt, bis sie nur noch eine Bewegung mit dem rechten Arm machen konnte. Sie war eine ganz zauberhafte Person. Ich habe Stunden um Stunden mit ihr verbracht, las ihr vor, sprach und schwatzte mit ihr. Sie wurde zur Christin in dieser Zeit. Von der Herkunft her war sie ganz ungebildet. „War da nicht irgend etwas mit einem Abendmahl?" sagte sie einmal zu mir. Sie war wunderbar. Sie war diejenige, die mir mehr als alle anderen durch die Zeit meines Medizinstudiums hindurchhalf. Und als sie starb, schrieb ich ihre Geschichte für die *Nursing Times* auf. Es ist ein sehr starker Text geworden, glaube ich. Sie hinterließ nichts als wunderschöne Erinnerungen – und vor allem die Zuversicht, daß einem fast alles genommen werden kann und man dennoch die Person bleibt, die man war. Man kann sogar noch wachsen, so wie sie.

Die andere Frau war Louie, die gebrechliche Knochen hatte und ihr Leben lang das Bett hüten mußte. Ich lernte sie in St. Joseph kennen und kannte sie von 1958 bis zu ihrem Tod 1964. Das war ein paar Monate, bevor ich St. Joseph verließ. Sie nahm angeregt an meinen Plänen für St. Christopher teil. Sie wollte immer wissen, wann genau ich eine Ansprache halten würde, und sagte: „Ich werde dort dabeisein." Und sie war es, die gegen Ende zu mir sagte: „Ich werde immer dabei sein in St. Christopher, denn ich weiß, wie es ist, einen solchen Ort zu brauchen." Ein Bild, das sie gestickt hat, hängt dort neben meinem Schreibtisch. Sie stickte, obwohl sie nur eine Hand bewegen konnte und ihr Zeigefinger geschient war.

Aber als es dann um meinen Mann ging, war es natürlich etwas anderes. Er war ja auch mein Mann. Durch ihn lernte ich einiges über die Langzeitperspektive. Die anderen beiden Beziehungen mit Männern waren ja sehr kurz und sehr intensiv gewesen. Mrs. G. kannte ich immerhin sieben Jahre und Louie auch ziemlich lange, aber meinen Mann kannte ich dreißig Jahre, obwohl wir nur fünfzehn Jahre verheiratet waren, und er wurde wirklich immer hilfsbedürftiger – und immer fordernder, Gott hab' ihn selig. Das ging acht oder zehn

Jahre, und ich habe alles getan, damit er versorgt war. Ich habe meine Kräfte in dieser Zeit eigentlich völlig erschöpft, aber ich würde es wieder tun.

Das war also fast eine Art apostolische Sukzession von Menschen. Ich glaube, daß „Herz und Verstand" bei meinen Begegnungen mit allen eine Rolle gespielt haben, aber wie Sie sagen: „Wieviel Herz ging in die Idee der Hospize ein?" – Nun, eine Menge!

Aber Sie trafen ja alle vier Menschen auf Krankenhausstationen, in einer sehr öffentlichen Umgebung. Hat das Ihnen nie Probleme bereitet, daß diese intensiven persönlichen Begegnungen in einem so öffentlichen Raum stattfinden mußten?

Ich glaube, ich habe dabei gelernt, daß die Öffentlichkeit keine Rolle spielt, wenn man jemandem sehr nahe ist. Man merkt gar nicht, was um einen herum vorgeht.

Aber gerade weil ich Antoni auf einer Station kennengelernt hatte, konnte ich nach einigen Jahren – ich erzählte lange nicht öffentlich darüber – über ihn sprechen, und Menschen verstanden, daß ich eine sehr enge Beziehung zu ihm gehabt hatte, die einfach ein Teil dessen war, was mit ihm geschah. Dies wurde von dem Redner aufgegriffen, der die Ansprache zur Verleihung des Ehrentitels hielt, den ich von der Universität Cambridge bekam. Er sagte es so: „Durch ihre unnachahmliche Gabe, den Kranken zuzuhören und sie dazu zu befähigen, von ihrem inneren Schmerz zu sprechen, durch ihre Gabe, zu den Sterbenden eine innige Freundschaft aufzubauen, lernte sie, es mit dieser großen, unausgesprochenen Angst aufzunehmen, die die Menschheit wie ein Spuk verfolgt: der Angst vor dem Tod. Sie wußte, daß die Liebe angesichts des Todes gleichermaßen aus dem Herzen des Trösters wie des Getrösteten fließen kann und daß hier vor allem anderen eine verborgene menschliche Würde ihren Ausdruck findet." Mit dieser Formulierung war ich sehr zufrieden. Sie gaben uns eine Übersetzung, denn das Original war auf Latein, weil die Verleihung an dieser altehrwürdigen Universität stattfand. Aber ich glaube, er hat es ganz richtig aufgefaßt, daß die Herausforderung, die daraus entsteht, daß man Menschen, die vor dem Sterben stehen, sehr nahekommt, der Sache eine Dimension verliehen hat, die sie ansonsten nicht hätte.

Waren Sie sich während dieser äußerst kurzen und intensiven Begegnungen immer über Ihre eigenen Gefühle im klaren, oder gab es da eine Zeit danach, in der Sie das, was Ihnen da geschehen war, erst aufarbeiten mußten?

Ja nun, deswegen führte ich das Tagebuch. In das Tagebuch über die Beziehung mit David schrieb ich nur kurze, einzelne Kommentare. Aber über Antoni führte ich ein detailliertes Tagebuch, und ich glaube, daß man die Beziehung gut nachvollziehen kann, wenn man es liest. Es war eine höchst schwierige und beklemmende, aber gleichzeitig auch sehr befreiende Erfahrung von wahrer Intensität.

Er war ein sehr bemerkenswerter Mensch. Er war sehr reif. Er war in Sibirien gewesen und in der Achten Armee – „Krieg ist furchtbar, tot, tot, tot." Er war emigriert, hatte seine Frau verloren, machte sich Sorgen um seine Tochter. Und dann die sieben Monate in St. Joseph, wo es immer noch die altmodischen Krankenzimmer gab, und er konnte sich nicht so frei bewegen, wie es ihm vielleicht möglich gewesen wäre. Antoni hatte weiß Gott über eine lange Zeit hinweg enorme Rückschläge erlitten und hatte sich dennoch seine Integrität bewahrt – und seine ganz persönliche Art. Er war der erste Patient in St. Joseph und wahrscheinlich auch der einzige, bei dem ich bei seiner Aufnahme eine komplette neurologische Untersuchung machen konnte. Er war einfach so jemand. Und das war Monate bevor er mir sagte, daß er mich liebe und wir diese intensive Zeit miteinander hatten. Ich erinnere mich noch daran, wie eine der Schwestern auf der Station noch am allerletzten Tag sagte: „Mr. Michniewicz bekommt immer nur heißes Rasierwasser."

Wenden wir uns jetzt wieder dem Denken und den Ideen zu, die sich aus diesen Erfahrungen entwickelt haben: Glauben Sie, daß diese menschliche Würde nur von jemandem entdeckt werden kann, der bereit ist, sich auf die Patienten auf eine Weise einzulassen, wie Sie es getan haben?

O ja, ich glaube, das ist wahr. Aber das soll nicht heißen, daß sich jeder auf dieser Ebene auf seine sterbenden Patienten einlassen sollte. Ich glaube, daß ich die Würde dieser Menschen deutlich machen konnte, weil ich selbst dort war. Und ich habe gezeigt, daß professionelles Pflegepersonal auf einer anderen Ebene auch diese Haltung einnehmen sollte. Außerdem ist auch wichtig, daß diese Patienten selbst mir ganz Wichtiges mitgegeben haben. Eines der letzten Dinge, die ich zu Antoni sagte, war: „Bitte glaube mir, ich habe nicht nur dir viel gegeben, auch du hast mir viel gegeben", und er sagte: „Ich glaube dir."

Wenn man sich wirklich um die Bedürfnisse von Menschen kümmern will, die am Ende ihres Lebens stehen, ist es, glaube ich, sehr wichtig, ihre Integrität zu achten. Für Patienten ist die Tatsache, daß wir an sie denken, viel wichtiger, als was wir zu ihnen sagen, und wir schulden ihnen Respekt anstatt Mitleid. Ersteres wird ihnen Kraft geben, weil es Ausdruck einer positiven Erwartungshaltung ist. Letzteres hingegen kann so zersetzend für ihren inneren Halt sein. Es ist wichtig für sie, daß ihnen jemand begegnet, der ohne eine bestimmte Methode an sie herangeht, sei sie nun therapeutisch, seelsorgerisch oder missionarisch; jemand, der ihnen einfach als Mensch gegenübertritt. Wir müssen auf sie zugehen als die Menschen, die wir sind, und es ist nicht so, daß man sagen könnte: „Wir sind hier, und sie sind irgendwo da unten." Es findet alles auf gleicher Ebene statt, und manchmal sind sie schon weiter als wir. Wir dürfen nie vergessen, daß die Vision ursprünglich von ihnen kam, und wenn wir ihnen weiterhin unsere volle Aufmerksamkeit schenken, werden wir herausfinden, wie es weitergehen soll.

Ich glaube, ich kann meine Zuhörer bewegen, und ich denke, das kommt wahrscheinlich daher, daß ich Patienten für sich selbst sprechen lassen kann, ohne deswegen sentimental zu werden – weil ich mich selbst dorthin begeben habe, wo sie sind. In gewissem Sinne bin ich eine gefährliche Rednerin. Ich verwickle die Leute in Dinge. Damit meine ich, daß ich immer wieder Leute treffe, die zu mir sagen: „Ich habe Sie als Medizinstudentin gehört und habe das nie wieder vergessen", oder: „Ich habe Sie gehört, und deswegen bin ich jetzt in der Onkologie" oder „deswegen bin ich jetzt im Hospiz".

Warum sagen Sie, daß Sie das gefährlich macht?

Nun, ich glaube, wenn man Menschen fesseln kann, hat man eine gewisse Verantwortung. Das klingt jetzt so, als hielte ich mich für eine fesselnde Rednerin. Manchmal bin ich das wohl auch, aber ich glaube wirklich, daß es einfach daran liegt, daß ich schon früher immer Vorträge mit Dias gehalten habe. Ich habe das Licht ausgeschaltet, bin verschwunden. Und ich habe Geschichten erzählt und Parabeln. Ich habe den Patienten geholfen, ihre eigenen Geschichten zu erzählen. Und obwohl ich jetzt weniger oft Dias bei meinen Vorträgen benutze, bringe ich dennoch die Geschichten von Patienten mit ein, um es so hoffentlich den Patienten oder den Familien zu ermöglichen, für sich selbst zu sprechen.

Sie haben von der Haltung gesprochen, den Patienten auf einer Ebene zu begegnen, anstatt zu denken: „Ich bin hier, und sie sind da unten." Worauf muß man da achten?

Nun, es ist dasselbe, wie wenn man mit jemandem in einem Rollstuhl spricht. Dazu muß man sich auch hinsetzen und nicht von oben herab auf sie einreden.

Ich könnte mir denken, es gibt auch Patienten, die ins Hospiz kommen und einen Punkt erreicht haben, an dem sie ihr Selbstwertgefühl fast so weit verloren haben, daß sie wollen, daß jemand ihnen sagt, was sie tun sollen, weil sie sich zu schwach fühlen, noch Entscheidungen zu treffen.

Das gibt es, aber auch da muß man sicher sein, daß sie das wirklich wollen – daß sie wissen, daß ihnen noch eine Wahl bleibt. Nicht jeder kennt die Möglichkeiten, die ihm noch offenstehen. Und es ist Teil unserer Arbeit, den Menschen bewußtzumachen, worüber sie noch selbst entscheiden können.

Wenn sie dennoch wollen, daß die Menschen um sie herum ihnen gegenüber eine amtsmäßige oder sogar altväterliche Einstellung einnehmen sollen, muß man immer noch vorsichtig sein, daß man ihnen nichts aufdrängt. Aber das gibt es schon, daß Leute sagen: „Ich kann wirklich nicht entscheiden, Frau Doktor. Das überlasse ich Ihnen.“ Dann muß man eben das beste tun, was man kann.

Würden Sie von sich sagen, daß Sie einen bestimmten Beruf haben? Sie sind in sehr vielen Bereichen ausgebildet – als Krankenschwester, Ärztin, Sozialarbeiterin; sie halten Vorträge, und sind Vorsitzende von St. Christopher.

Die beste Ausbildung war, sterbende Menschen zu lieben. Durch David bekam ich das Engagement und den Auftrag, und er war deshalb sehr wichtig. Er war der Schlüssel in meiner Suche nach einer Berufung. Die Begegnung mit Antoni war wichtig, weil sie so intensiv und so spirituell war. Ich war bestimmt in meinem Leben Gott noch nie so nahe wie in jenen unglaublichen dreieinhalb Wochen. Diese Erfahrung gab mir einen ungeheuren Antrieb und ungeheure Kraft, die ich wirklich einsetzen konnte. Denn nun hatte ich das Vertrauen, wirklich aus nächster Nähe erfahren zu haben, wie es ist, im Sterben zu liegen, und was Verlust wirklich bedeuten kann. Dadurch erhielt ich, glaube ich, die Berechtigung, dort zu sein.

Das erinnert mich an das, was Colin Parkes im ersten Kapitel des *Oxford Textbook of Palliative Medicine* schreibt: daß oft, wenn Eltern ein Kind verlieren und sie daraufhin zum Beispiel eine Leukämie-Gesellschaft gründen, plötzlich eine unglaubliche Menge an Energie freigesetzt wird. Ich glaube, ich schulde die enorme Energie zwischen 1960 und 1967, die ich brauchte, um die Bewegung in Gang zu bringen, Antoni.

Und dann kam natürlich noch ganz unerwartet Marian, der ganz wundervoll und reizend war. Ich hatte all die Jahre mit ihm, aber dann natürlich auch die Pflege über eine lange Zeit hinweg und die nicht endenden Ängste, als er dann immer wieder lebensbedrohliche Krankheiten bekam. Ich glaube, ich kann sagen, daß ich mitten dabei war.

Sie sagen, daß Sie sich Gott noch nie so nahe gefühlt hatten wie in jenen wenigen Wochen mit Antomi. Können Sie diese Erfahrung in Worte fassen?

Nun, wie ich schon sagte, schrieb ich jeden Morgen ein Gebetstagebuch, und am Abend schrieb ich ein Tagebuch über die Dinge, die er gesagt und getan hatte, und fügte am Ende oft noch ein Gebet hinzu. Vor ein paar Tagen habe ich mir das angesehen und dachte: „Meine Güte, das war ein Augenblick, in dem ich ganz stark spürte, daß ich unbedingt das Richtige tun wollte." Damals erlebte ich einen jener seltenen beglückenden Momente, wo das Gesicht einer geliebten Person plötzlich zwischen dich und dein Spiegelbild tritt, in dem du dir sonst dein Leben lang gegenübertrittst. Und es war die wunderbare Erfahrung, daß dir ein anderer Mensch wirklich wichtiger ist als du selbst.

Ich war sehr beherrscht, weil es so sein mußte, und für mich war es gewiß ein Reifungsprozeß. Er war ein sehr reifer Mensch, wirklich viel reifer, als ich es damals war. Ich mußte mich in gewisser Weise strecken, um auf seiner Ebene zu sein, und dann mußte ich hinterher unglaublich viel verarbeiten. Es war einfach so, daß Gott in diesen Wochen außerordentlich real für mich war. Und ich war einfach ungeheuer dankbar. Im Gebet habe ich mich nie beklagt, noch nicht einmal hinterher.

Sie meinen, Sie haben nie ...

Ich habe nie nach dem „Warum" gefragt. Denn wir hätten uns nirgendwo sonst begegnen können. Und es wäre schrecklich gewesen, wenn wir uns nicht begegnet wären.

Was für ein Gottesbild hat Ihnen das vermittelt?

Ich erinnere mich an einen Tag, an dem er traurig war. In der Glasscheibe zwischen den Krankenbetten spiegelte sich das Kruzifix, das an der Wand über meinem Kopf hing. Er konnte es sehen. Seine Augen leuchteten plötzlich auf, und er sagte: „Ich kann meinen Retter sehen." Und ich sagte: „Aber er ist auch mein Retter, und ich kann das Kreuz über deinem Kopf sehen." So sind wir uns also begegnet.

Ich glaube, ich habe es einfach als ein sehr teures Geschenk betrachtet, daß es da einen Gott gibt, der unglaublich viel von einem verlangt, aber einem dabei auch weiterhilft – das ist natürlich das Bild des heiligen Christophorus, der das Jesuskind mit der Last aller Sorgen dieser Welt über den Fluß trägt, während es das Kind selbst ist, das ihm erst die Kraft dazu gibt. St. Christophorus als unseren Patron zu haben ist wunderbar.

Aber es ist auch ganz deutlich ein teilhabender Gott. „Er wurde ihr Retter in jeder Not. Nicht ein Bote oder ein Engel, sondern sein Angesicht hat sie gerettet" – das steht im Alten Testament, nicht wahr? Dabei denken die Leute, daß es im Alten Testament nur den richtenden Gott gibt. Das stimmt nicht. Die Funken der Liebe und Zärtlichkeit fangen schon bei Exodus an.

Das klingt für mich so, als hätte Ihre Beziehung zu Gott sehr viel mit der Begegnung mit anderen Menschen zu tun.

Ich bin nicht jemand, der sich hinsetzen und kontemplativ sein kann oder sich an einen ruhigen, stillen Ort zurückzieht, um Gott einfach nur anzubeten. Das bringt nichts, es funktioniert einfach nicht. Ich kenne ihn durch die Liebe.

Aber ich nehme an, es gibt schon auch Momente des Gebets und der Reflexion.

O ja, das ist auch ein sehr wichtiger Teil des Ganzen. Ich meine, ich lese viel, und es sind hauptsächlich Worte, die mich dazu bringen, innezuhalten und zu beten. Aber ich halte kein langes Schweigen. Und ich lese immer wieder die Psalmen. Heute noch. Ich lese jeden Tag die Morgenpsalmen – obwohl ich zugeben muß, daß ich die schwierigen Passagen überspringe. Sie sind von vorne bis hinten mit Randbemerkungen versehen. Ich habe das vor allem getan, nachdem Antoni gestorben war. Sein Name steht neben einer ganzen Menge Verse, und viele Verse sind unterstrichen. Die lese ich immer noch jeden Tag. Und ich lese ein kleines Buch mit gesammelten Bibelzitaten. Es heißt *Daily Light*. So versuche ich, mein Leben auf die Heilige Schrift zu beziehen. Und gerade lese ich Juliana von Norwich im Original, auf Mittelenglisch, was wundervoll ist. Es ist gar nicht so schwer. Ich komme immer wieder auf sie zurück, und sie ist zu meiner Lieblingslektüre geworden, denn auch bei ihr geht es wieder um Offenbarungen der Liebe.

O ja, ich habe viel gelesen. Ich kann nicht behaupten, daß ich sehr viel Philosophisches gelesen habe, aber etwas lese ich schon, und auch ein wenig über Ethik. Mary Midgeley ist meiner Meinung nach eine wunderbare Person. Ich bewundere es, wie sie gegen den Relativismus und den Reduktionismus argumentiert. Und es gibt ein außerordentlich gutes Buch, das eben erst erschienen ist, *Good Life: Reflections on What We Value Today*, von Nigel Biggar, über die heutigen Werte. Damit bin ich gerade durch. Aber ich werde es wieder zur Hand nehmen und noch mal das ein oder andere darin nachschlagen.

Ich habe also immer schon gelesen, und ich war immer eine sehr gewissenhafte Kirchgängerin. Ich denke, ich bin eine ziemlich aktive, nein, ich bin eine *sehr* aktive Christin, aber dabei irgendwie sehr pragmatisch. Ich bin Marta, nicht Maria – oder nicht sehr wie Maria, nur in manchen Dingen.

Aber ich nehme an, die Hospiz-Idee entwickelte sich auch vor dem Hintergrund dessen, was andere Menschen, die auf ähnlichen Gebieten tätig waren, gesagt oder getan haben.

Ich habe die ganze Zeit über unglaublich viel gelernt. Wissen Sie, es gibt nicht sehr viele wirklich neue Ideen in der Welt.

Zu allem, was man tut, wurde man hier oder da angeregt. Ich habe mich endlos mit Menschen unterhalten. Da gibt es die vielen Briefe, die sich Professor Clark gerade ansieht und die ich während der zehn Jahre vor unserer Eröffnung geschrieben habe. Und da gab es das endlose ‚networking' und die vielen Menschen, mit denen ich zusammenkam. Es war, wie wenn man alles in ein Kaleidoskop steckt, es einmal durchschüttelt und am Ende dann ein Muster herauskommt. Die verschiedenen Aspekte, deren Verbindung miteinander die Grundidee ausmacht – die Forschung, das Ausbilden, die Versorgung zu Hause, die Betreuung der Trauernden, die Auffassung, daß die Familie als Ganzes in die Pflege mit einzubeziehen ist, der Versuch, die Tiefe der Gefühle der Patienten besser zu verstehen, vor allem den Verlust ihres Selbstwertgefühls –, das kam von überall her, aber vor allem von den Patienten, besonders von David und ganz besonders von Antoni.

Wenn man Ihre Artikel und Ihre Bücher liest, hat man das Gefühl, daß es da eine Kontinuität gibt, ein Ziel, dem Sie die ganze Zeit gefolgt sind. Aber es ist auch bekannt, daß Sie gesagt haben, daß Sie sich in Ihrem Leben oft fühlten, als hätten Sie sich wie eine Larve verpuppt und seien dann als etwas Neues daraus hervorgegangen. Wann war das?

Nun, das waren die Beziehungen, die das mit mir gemacht haben. Ich glaube zum Beispiel, daß ich heute eine viel sanftere Person bin als damals, als wir hier angefangen haben. Und das kam durch Marian. Wir waren so glücklich, und er war einfach so ein anregender und warmer Mensch – er konnte einen aber manchmal auch verrückt machen. Es war einfach toll.

Für das *British Medical Journal* habe ich 1996 einen Artikel geschrieben, „A Personal Therapeutic Journey", über die Entwicklungen in der Betreuung und Begleitung von Patienten seit 1941, als ich in St. Thomas als Krankenschwester anfing. Wenn Sie das durchlesen, können Sie sehen, wie es in Wahrheit für mich war. Ich habe es eine ‚Reise' genannt, und vieles, was ich über diese Reise gesagt habe, ist mir selbst unterwegs begegnet. Und irgendwie bin ich immer noch unterwegs. Erst eine Larve zu sein und sich dann, vermutlich, in einen Schmetterling zu verwandeln – oder vielleicht auch in eine Motte –, diese Verwandlung ist also etwas, das nie aufhört, glaube ich. Hoffentlich nicht. Was das betrifft, möchte ich die Zeit nicht noch einmal erleben. Unterwegs gab es auch einiges Mißliche.

3 ■ Die Idee entwickelt sich

Als Cicely Saunders 1997 Japan besuchte, hielt sie Vorträge in Tokyo und Osaka vor insgesamt 2600 Zuhörern. Die Hörsäle waren bis auf den letzten Platz gefüllt, und doch mußten weitere fast 2000 Menschen, die sie auch hatten hören wollen, zu Hause bleiben. Dies ist nur ein Beispiel des Interesses, das ihre Ideen auch heute noch international wecken.

Schon kurz nach der Eröffnung von St. Christopher's Hospice breitete sich die Hospiz-Idee auch in anderen Ländern aus. Und sie entwickelte sich weiter. Hospiz-Initiativen griffen die Grundidee auf, paßten sie aber auch den ökonomischen, medizinischen und kulturellen Gegebenheiten in ihrem jeweiligen Land an. Im St. Christopher's Hospice ging es vor allem um die Arbeit mit Krebspatienten. Nun entwickelten sich auch Hospize, die sich auf Patientengruppen mit anderen Krankheiten konzentrierten.

Cicely Saunders betont immer wieder, wie sehr sie diese Vielfalt begrüßt. Im St. Christopher's Hospice, so sagt sie, habe sich die Idee nur zum ersten Mal verwirklicht. Es werde aber immer neue Herausforderungen geben, denen sich die Hospiz-Bewegung stellen müsse. Auch das gehöre zur Idee der Offenheit, die so entscheidend für den Hospiz-Gedanken sei.

■

Wie beschreiben Sie den Menschen, die noch nicht hier gewesen sind, das St. Christopher's Hospice, wenn Sie Vorträge halten oder auf Auslandsbesuchen sind? Und wie beschreiben Sie die Art, wie hier die Prinzipien, von denen Sie gesprochen haben, in die Tat umgesetzt wurden? Welche Worte verwenden Sie?

Nun, ich sage, daß hier zum ersten Mal einem Patienten in dieser Situation wirklich zugehört wurde. Entwickeln konnte sich das nur, weil wir uns genau angehört haben, was uns Patienten selbst, ihre Familien, aber auch die Mitarbeiter im Hospiz zu sagen haben. Es geht uns darum, den Patienten und ihren Familien in jeder Hinsicht zu geben, was sie brauchen, um mit der Realität einer tödlichen Krankheit fertig zu werden.

Schon 1957, als ich auch anfing, über dieses Thema zu schreiben, habe ich gesagt, daß die Patienten so lange wie möglich zu Hause bleiben wollen. Das bedeutet, daß wir uns soviel um die Möglichkeit einer Betreuung zu Hause kümmern müssen, wie es nur geht. Gleichzeitig war ich überzeugt, daß das Bekenntnis zum ‚Verstand', auf den sich das Prinzip der Einheit von Herz und Verstand bezieht, auch intensive wissenschaftliche Forschung bedeutet, die in Fachzeitschriften veröffentlicht wird. Also mußten wir ein ganzes Programm entwickeln, das sich mit den Möglichkeiten der Betreuung zu Hause beschäftigt, die medizinische Kontrolle von Symptomen erforscht, uns Verlust und Trauer besser verstehen läßt und auch eine Auswertung dessen umfaßt, was wir tun. Das sind alles Teile des Ganzen.

Im Grunde ist die Hospiz-Bewegung der Versuch, die Bedürfnisse des Menschen auf eine ihm angemessene Art zu befriedigen, was aber beispielsweise auch bedeutet, daß sie sich in verschiedenen Kulturen verschieden ausprägt, je nachdem, wie diese Bedürfnisse dort verstanden werden. Was wir gesagt haben, war nur: „Dies ist ein Modell, in dem einerseits Patienten stationär betreut, in dem es andererseits aber auch ein

Team gibt, das sich um Patienten zu Hause kümmert. Wir sehen die ganze Familie als eine Einheit an, die der Begleitung bedarf. Wir bemühen uns um Forschung und Fortbildung, wir betreuen Trauernde, wir arbeiten mit Freiwilligen", und so weiter. Aber wir haben nie gesagt: „Dies ist das einzige Modell, das diesen Bedürfnissen gerecht werden kann", sondern wir sagten nur: „Das hier ist ein Beispiel. Das sind die Grunderfordernisse. Jetzt ist es an Ihnen, diese Erfordernisse Ihrer eigenen Situation anzupassen." Unsere Arbeit richtet sich an den einzelnen Patienten, aber wir müssen uns auch immer neuer Möglichkeiten bewußt werden, diese Einstellungen und Fähigkeiten weltweit zu vermitteln.

Ich habe ein Zitat gefunden, in dem Sie sagen: „Wir in St. Christopher waren recht erstaunt, als uns klar wurde, daß wir eine Bewegung gegründet hatten, die sich in einer Vielzahl von verschiedenen Interpretationen weiterverbreitet hat." Hat Sie das wirklich so sehr überrascht, da Sie doch sahen, wieviel Bedarf bestand?

1959 schrieb ich ein Memorandum mit dem Titel ‚The Scheme' und schickte es einer Handvoll Leuten, von denen ich dachte, sie seien vielleicht an der Idee eines Heimes für Sterbende interessiert. Soweit ich mich erinnere, enthielt dieses erste Memorandum schon die Aufforderung an andere Menschen, das Gleiche zu tun – und wenn das noch nicht in dieser Version stand, dann zumindest in einer der Versionen, die bald darauf folgten. Die Idee war also von Anfang an, daß St. Christopher nicht die einzige Institution ihrer Art bleiben würde. Das platzte schon ziemlich schnell aus den Nähten.

An welche Beispiele denken Sie, wenn Sie davon sprechen, daß aus der ursprünglichen Idee verschiedene Interpretationen hervorgegangen sind?

Das hat sehr früh angefangen, denn schon bevor das St. Christopher's Hospice eröffnet wurde, hatte ich die Vereinigten

Staaten besucht. Ich denke, die Atmosphäre, die damals in den USA herrschte, gab mir viel Anregung. Der erste Besuch war 1963. Es war vor dem Vietnam-Krieg, und das Gefühl dort war: Jeder kann alles schaffen. Ich sah mir vieles an und bin vielleicht von den Dingen, mit denen ich nicht einverstanden war, mehr angeregt worden als von dem, was mir gefiel. Ich war für acht Wochen dort und bin überall herumgereist. Ich traf eine Vielzahl von Menschen. Am Ende meiner Reise hatte ich dauerhafte Kontakte in die Vereinigten Staaten geknüpft. Und es gab noch ein oder zwei weitere Besuche, noch bevor das Hospiz seine Tore öffnete.

Es war in Nordamerika, wo sich dann die drei hauptsächlichen Alternativen zu unserem Modell einer Hospiz-Initiative bildeten. 1974 gründete sich in New Haven, Connecticut, das erste Hospiz-Team, das ohne eigene Klinik die Patienten in deren Haus betreute. Betreuung zu Hause ohne eigene Betten ist natürlich eine Möglichkeit, die sich auch zum Beispiel in Afrika anbietet. Denn dort besteht aus finanziellen und kulturellen Gründen oft gar nicht die Möglichkeit eines eigenen Hauses. Das war also eine sehr wichtige Bewegung, die sich ursprünglich „Hospiz Inc." nannte und heute „Connecticut Hospice" heißt. Ich bin noch immer in engem Kontakt mit den Leuten dort und werde sie auch dieses Jahr wieder besuchen.

Die zweite Variante entstand im St. Luke's Hospital in New York. Hier arbeitete ein Team in einem Krankenhaus – ein Team von Spezialisten, die auf die einzelnen Stationen gingen, wo Menschen im Sterben lagen, aber ebenfalls ohne eigene Betten. Bedauerlicherweise hat sich das Team nach ungefähr sechzehn Jahren wegen mangelnder finanzieller Unterstützung aufgelöst. Aber diese Möglichkeit einer palliativen Betreuungsgruppe oder Unterstützungsgruppe – diese Idee hat verschiedene Namen –, das ist auch eine Möglichkeit anzufangen. So war es dann auch in Skandinavien, Südamerika und vielen anderen Ländern, und solche Teams gibt es natürlich auch in unserem Land. Aber die ersten, die das gemacht haben, waren in den USA.

Eine dritte Variante wurde Anfang 1975 in Montreal von Balfour Mount gegründet, der bei uns hier sein Sabbatjahr verbracht hatte. Nach seiner Rückkehr richtete er eine eigene Hospiz-Abteilung in einem Lehrkrankenhaus ein. Dort beriet er auf allen Stationen, hatte aber eigene Betten.

Es gibt inzwischen noch eine vierte Variante, die gerade im Mount Sinai Hospital in New York entsteht, das ich auch bald einmal wieder besuchen werde. Aber diese Variante ist wesentlich später entstanden. Ich weiß nicht, ob ich hier alle Möglichkeiten erörtert habe, aber die drei ersten Varianten sind sehr schnell entstanden. An allen drei Projekten waren maßgeblich Personen beteiligt, die vorher hier bei uns ein Sabbatjahr verbracht hatten. Ich denke, diese Tatsache zeigt, daß die Erfahrungen hier niemanden dazu gebracht haben, zu denken, er oder sie müßte St. Christopher genau imitieren. Es wurde diesen Leuten bewußt, daß es einer Reihe von Grundprinzipien zu folgen gilt, aber sie erkannten auch, daß dafür verschiedene Wege offenstehen.

Sie sprachen davon, daß das Nachdenken über die praktischen Erfordernisse der Gründung von St. Christopher zu Anfang möglicherweise im Mittelpunkt gestanden hat und die Grundlagen, die Gedanken dahinter, wie zum Beispiel die Idee einer religiösen Gemeinschaft, davon etwas in den Hintergrund gedrängt worden sind.

Interessanterweise hatten all die Menschen, die in diesen nordamerikanischen Initiativen arbeiteten, einen religiösen Hintergrund. Im Falle des Projekts in New Haven waren es Juden und Christen. Das New Yorker Projekt ist eigentlich von dem Krankenhauspfarrer, mit dem ich sehr gut befreundet bin, ins Leben gerufen worden. Und das Projekt in Montreal ist von christlichen Chirurgen geleitet worden. Kürzlich war ich auf einer Reise durch Japan. Die Zahl der christlichen Krankenhäuser, in denen es dort Hospiz-Projekte gibt, geht weit über das hinaus, was man anhand des Prozentsatzes von Christen in der dortigen Bevölkerung erwarten würde. In

Korea ist es ähnlich. Dort sind es auch vor allem die christlichen Krankenhäuser, wo so etwas entsteht.

Nicht immer gibt es einen christlichen Bezug, jedoch sehr oft. In Japan gibt es auch ein buddhistisches Hospiz, aber die ersten Initiativen sind doch meist christlich orientiert. Die christlichen Einrichtungen erwachsen aus der Bindung an die Idee einer professionellen Begleitung, die sowohl den wissenschaftlichen Ansatz als auch den christlichen Charakter der Gemeinschaft betont. Oft mag es dann aber scheinen, als ob die praktischen Notwendigkeiten, also die tatsächliche Betreuung, das Demonstrieren von Leistungsfähigkeit und Kompetenz, gänzlich in den Vordergrund treten. Immerhin beruht darauf nicht nur die öffentliche Akzeptanz, die wir brauchen, um uns für die Förderung durch öffentliche Gelder zu qualifizieren, sondern auch die Akzeptanz durch Patienten und Familien. Tatsächlich hat Effizienz etwas sehr Beruhigendes und ist sehr wichtig. Aber auch wenn der christliche Aspekt oft nicht im Vordergrund bleibt, er ist und bleibt der Grundstein. Grundsteine sieht man oft nicht.

In der ursprünglichen Formulierung unserer „Ziele und Grundlagen" ging es uns darum, daß unsere Arbeit die Liebe Gottes zeigen sollte, die sich gerade auch in allen wissenschaftlichen Mitteln zur Linderung von Schmerz und Bedrängnis manifestiert, aber auch die menschliche Freiheit anerkennt. Der nächste Entwurf eines Grundlagenpapiers definiert als Zielsetzung zunächst, die bestmögliche Behandlung zur Schmerzlinderung anzubieten. Es werden dann auch die Familien erwähnt, es werden andere Glaubensrichtungen erwähnt sowie Menschen ohne Glauben. Und doch steht im Zentrum immer noch eine christliche Glaubensaussage. Die aktuelle Beschreibung unserer Zielsetzung, die 1995 entstanden ist und an Leute verschickt wird, mit denen wir in Kontakt kommen, sagt nicht direkt etwas über die spirituelle Seite. Aber in einer interessanten Formulierung wird sie doch indirekt erwähnt: „Wir glauben, daß palliative Begleitung dafür da ist, das Leben zu bejahen und nicht dafür, den Tod zu beschleunigen. Sie behandelt den Tod als einen normalen

Vorgang." Und zweitens: „Sie respektiert den Wert und die Individualität jedes Menschen, der sich an uns um Hilfe wendet." Dieses Dokument ist, nebenbei gesagt, vom Management-Team erstellt worden, und dieser letzte Satz ist von mir. Den habe ich beigetragen. Und dann heißt es da noch: „Schmerzlinderung und die Linderung anderer belastender Symptome anzubieten." Und schließlich noch dieser Satz, den ich für besonders interessant halte: „Patienten mit starken, ungewohnten Gefühlen umzugehen helfen; ihnen zu helfen, die Bedeutung, das Ziel und den Wert ihres Lebens zu erforschen; ihnen die Möglichkeit anzubieten, Beziehungen auszusöhnen und zu heilen und wichtige persönliche Zielsetzungen zu Ende zu führen". Und dann schließlich: „Ein System anzubieten, in dem Familie und Freunde während der Krankheit der Patienten und in der Zeit der Trauer Unterstützung finden."

Das ist keine ausdrücklich christliche Aussage, aber sie beruht auf christlichen Werten. Und das beschreibt in gewisser Weise, wohin wir durch einen langen Prozeß gelangt sind.

Sie denken also, daß das grundlegende Denken immer noch dasselbe ist wie vor dreißig Jahren, daß es nur anders zum Ausdruck kommt?

Ja sicherlich. Und ich treffe immer wieder Leute, die sich daranmachen, dieses Denken unter den verschiedensten Umständen zur Reife zu bringen. So habe ich zum Beispiel vor zwei Wochen einen Hindu kennengelernt, einen sehr netten Menschen. Er war ein Geschäftsmann aus Bangalore, der sich aus seinem Geschäft zurückgezogen hatte und sagte: „Mir ist sehr viel gegeben worden, und ich möchte etwas zurückgeben. Deshalb habe ich seit 1994 Geld gesammelt, um in Bangalore ein Hospiz bauen zu können." In einer Stadt mit fünf Millionen Menschen, in der es sowohl unglaubliche Armut und Wellblechhütten gibt als auch großen Reichtum. Er hat ein Drittel des Geldes zusammengetragen, um ein Hospiz mit 50 Betten bauen zu können. Er steht in Kontakt mit einer

Gruppe von Nonnen, die er für sein Projekt zu gewinnen versucht. Zwei Nonnen und zwei Betreuer betreuen dort bereits jeweils zusammen Patienten zu Hause.

Und nun passieren ihnen ähnliche Dinge, wie sie uns passiert sind, als wir angefangen haben. Ich habe ihn gefragt: „Wer wird das Hospiz für Sie leiten?" Und er sagte: „Nun, ich bin zu dem Hospiz in Bombay gegangen, zu der Nonnengemeinschaft dort, die einem indischen Orden angehört, und sie haben mir gesagt: ‚Wir können keine einzige Nonne entbehren. Wir sind vollkommen ausgelastet. Aber unten in Bangalore gibt es auch eine Gruppe von uns.'" Und so setzte er sich in Kontakt mit der Gruppe in Bangalore und sagte: „Darf ich Sie besuchen und mit Ihnen über ein Projekt sprechen, an dem ich arbeite?" Als er die Nonnen besuchte, hatten sie gerade eine Woche zuvor eine Beratung abgehalten, in der sie sich dazu entschlossen hatten, sie sollten sich der Begleitung von Sterbenden widmen. Da arbeitet er also schon seit einer Weile an seinem Projekt, braucht aber noch Leute. Und dann trifft er diese Nonnen, und es zeigt sich, daß sie genau zu dieser Zeit auch schon beschlossen haben, sich auf diesem Gebiet zu engagieren. Und jetzt arbeitet dieser Hindu fröhlich mit den Katholikinnen zusammen, und sie alle tun das in ihrer jeweils eigenen Weise aus ihren spirituellen Grundüberzeugungen heraus. Und ich denke, solche Dinge werden immer wieder geschehen.

Also ist die spirituelle Grundlage auch keine spezielle Frage der Religion?

O ja, das kann von den verschiedensten Menschen kommen. In Japan hörte ich zum Beispiel immer wieder: „Natürlich, England ist ein christliches Land, und die Menschen haben eine spirituelle Grundlage, und sie glauben an ein Leben nach dem Tod." Ich mußte immer wieder antworten: „Eigentlich sind wir ein nachchristliches Land. Wir haben das alles nicht. Wir sind genauso un-religiös, wie Sie sich selbst beschreiben. Aber das heißt nicht, daß die Menschen keine spirituellen Bedürfnisse haben." Und wenn Sie sich mit ihnen darüber unterhalten, was diese spirituellen Bedürfnisse sein können, im Vergleich zu religiösen Bedürfnissen, beginnen sie zu erkennen, worum es geht.

Trotzdem ist die Bewegung in Japan hauptsächlich von den Christen ausgegangen, wie ich schon gesagt habe, von den christlichen Krankenhäusern, die ursprünglich Missionskrankenhäuser waren. Und obwohl dort nur zwei Prozent der Bevölkerung Christen sind, gibt es einen überproportionalen Anteil an Christen, die sich aktiv in der Hospiz-Bewegung einbringen.

Im St. Christopher's Hospice ging es von Anfang an vor allem um Krebspatienten. Aber es gibt inzwischen andere Hospize, die sich beispielsweise vor allem um Aids-Patienten kümmern. Gibt es da Unterschiede in der Art der Patientenbegleitung?

Wir haben uns auf Krebs konzentriert, weil mit der Behandlung der Schmerzen von Krebspatienten zu dieser Zeit sehr viel im argen lag. Und wenn wir keinen solchen Brennpunkt gehabt hätten, hätten wir die wissenschaftlichen Studien nicht machen können, die wir dann in den Fachzeitschriften veröffentlichen konnten. Wenn wir einfach gesagt hätten, daß wir uns um jeden kümmern, der im Sterben liegt, hätten wir vielleicht auch ein gutes Stück Arbeit geleistet, aber wir hätten lange nicht soviel gelernt, wie es uns durch die Spezialisierung möglich war. Wir haben uns auch Patienten mit Motoneuronenkrankheit näher angeschaut, und auch Aids – dazu wurden hier ein paar Studien gemacht, aber andere haben das viel intensiver erforscht. Daß wir solch eine Basis aufgebaut haben, ermöglicht uns jetzt, uns auch näher mit anderen Krankheiten zu beschäftigen.

Aber das Aids-Hospiz am Mildmay Mission Hospital in London hat zum Beispiel hervorragende Forschung geleistet. Da geht es nicht nur um das Gebiet der Kontrolle von Symptomen, die gegen Ende des Lebens von Aids-Patienten auftreten, sondern auch um Probleme wie Dementia (geistiger Verfall) und die Schwierigkeiten, die auf Familie und Freunde zukommen. Heutzutage gibt es keine so große Nachfrage nach stationärer Behandlung mehr, weil es die Kombinationspräparate gibt, die es Aids-Patienten erlauben, zu Hause wohnen zu bleiben. Aber das heißt auch, daß es mehr Patienten gibt, die länger leben und dann vielleicht Dementia entwickeln. Und das ist und bleibt ein großes Problem, weil es ungeheuer schwer ist, sich selbst um eine Person zu kümmern, die unter Dementia leidet.

Aids-Hospize kümmern sich meist um ganz andere Menschen als zum Beispiel Hospize, die sich vor allem Krebspatienten widmen. Ich denke da vor allem an Altersunterschiede. Denken Sie, das ist ein guter Grund, ganz getrennte Institutionen zu haben?

Es stimmt sicher, daß Mildmay, Lighthouse und ein paar andere Hospiz-Initiativen ein Problem angegangen sind, das von uns eindeutig nicht abgedeckt worden ist. Wir hatten dafür einfach nicht genug Fachwissen, und es hätte uns auch der Raum dazu gefehlt. Deswegen war es ganz richtig, daß sie ganz getrennte Institutionen aufgebaut haben. Ich bin mir aber nicht sicher, ob es noch weitere Differenzierung geben sollte, so daß es dann am Schluß eine spezielle Schmerzbegleitung für Menschen mit Atemwegserkrankungen gäbe, eine spezielle Schmerzbegleitung für Menschen mit Herzkrankheiten und so weiter. Es gibt sicher Leute, die denken, daß das der richtige Weg wäre. Ich denke aber, daß es besser wäre, wenn diejenigen, die sich auch jetzt schon mit diesen Patienten beschäftigen, sich selbst so etwas wie den palliativen Ansatz aneignen würden.

Ich denke, es wäre wünschenswert, daß es eines Tages Lungenärzte, Neurologen, Kardiologen usw. gibt, die sich die Behandlung ihrer Patienten, die im Sterben liegen, selbst zum Anliegen machen, vielleicht unterstützt durch die Sachkenntnis, die wir anzubieten haben. Wir haben ja auch immer wieder von deren Sachkenntnis profitieren können. Ein Hospiz kann, denke ich, auch keinen richtigen Fortschritt machen, wenn es sein Netz zu breit auswirft.

Eine mögliche Lösung für die Zukunft besteht bestimmt darin, ein Team von Spezialisten zu haben, die auf verschiedenen Stationen in einem Krankenhaus Visite machen. An manchen Orten ist das ja schon so. Das ist meines Erachtens ein entscheidender Schritt voran. So daß es direkt im Landes- oder Universitätskrankenhaus eine Stelle gibt, an die man sich wenden kann. Immerhin sind das ja auch die Orte, die nach wie vor die meisten Patienten haben werden, die im Sterben liegen. Und dann gibt es auch die Patienten, die zu Hause bleiben wollen; und da machen wir es ja schon so ähnlich. Im Augenblick haben wir jeden Tag zwischen 450 und 500 Leute zu Hause, die von Mitarbeitern des St. Christopher's Hospice betreut werden, im Vergleich zu 50 bis 60 Leuten in stationärer Betreuung. Da geht es also auch um eine Betreuung von Menschen in ihrem eigenen Heim, die auf das Sachwissen zurückgreifen kann, das durch die Arbeit hier im Hospiz gewonnen wurde. Das ist, denke ich, ganz entscheidend.

Wie sehen Sie die Zukunft der Hospiz-Bewegung?

Ich denke, es wird sehr ähnlich weitergehen. Vor allem wird sich die Betreuung von Patienten zu Hause weiterentwickeln, und es wird mehr um Patienten mit anderen Krankheiten als Krebs gehen. Die Herausforderung ist, ein Gleichgewicht zu finden: Es geht einerseits darum, die Forschung weiterzutreiben, sich neuen Patientengruppen anzunehmen, der steigenden Nachfrage zu begegnen und weitere Erkenntnisse über die Bedürfnisse der Patienten zu sammeln. Es geht aber andererseits immer auch darum, sich wahrhaft tief auf Patienten einzulassen. Es muß da also immer ein Gleichgewicht gesucht werden zwischen der Breite der Bedürfnisse, auf die wir antworten müssen, und der Tiefe der persönlichen Beziehung, in der dies erst wirklich geschehen kann. Ich denke, daß der Widerstreit zwischen diesen beiden zunehmen wird, je mehr die Hospiz-Bewegung wächst. Manchmal wird der Einsatz für mehr Breite auf Kosten der Tiefe des Einsatzes gehen. Die Breite ist sicher auch sehr wichtig, besonders um eine Anerkennung durch die Regierung, die medizinische Fachwelt und die Öffentlichkeit sicherzustellen. Aber die intensive Zuwendung, die Tiefe, die in vielen neugegründeten Teams zu finden ist, darf davon nicht überlagert werden. Trotz aller Schwierigkeiten und manchmal beängstigender Mißverständnisse und Widerstände müssen wir uns um beides bemühen. Das ist der Geist, in dem wir dem leidenden Patienten und seiner Familie begegnen müssen.

4 ■ Die Rolle der Hospiz-Bewegung in der Gesundheitsversorgung

Die finanzielle Versorgung des St. Christopher's Hospice war von Anfang an prekär. Als es darum ging, das Geld zum Bau aufzubringen, schrieb Cicely Saunders einmal einer Freundin, sie müsse es schaffen, bis zum Ende des Jahres jeden Tag, mit der Ausnahme von Sonntagen, durchschnittlich 1000 Pfund aufzubringen. Da zählte jede Spende. Unter den Unterlagen, die diese Jahre dokumentieren, liegt auch die Kopie eines Briefs, in dem sie sich bei einer Frau herzlich für ihre Spende von einem Pfund bedankt.

Auch heute bezieht das Hospiz nur 30 Prozent seiner Kosten aus dem nationalen Gesundheitssystem. Der Rest muß durch private Spenden wettgemacht werden. Diese relative Unabhängigkeit sieht Cicely Saunders aber als eine Chance. Aus ihren Worten spricht manchmal eine ungläubige Enttäuschung darüber, daß es heute immer noch Menschen gibt, die die Sterbebegleitung nicht als ernsthafte Aufgabe der Medizin ansehen. Durch seinen speziellen Status kann das Hospiz hier noch nach wie vor nötige Überzeugungsarbeit leisten und sich dafür einsetzen, daß das Beste der Medizin für eine menschenwürdige Sterbebegleitung eingesetzt wird.

Viele Krankheiten, die früher zum Tod führten, lassen sich heute angesichts medizinischer Fortschritte heilen. Aber diese Entwicklung hat auch dazu geführt, daß viele Menschen heute dem Tod entfremdet sind, wie dies in den Worten eines Komikers ausgedrückt ist, den sie einmal zitiert hat: „Ich habe keine Angst davor zu sterben – ich möchte nur nicht dabeisein, wenn es passiert." Das heutige Ideal eines plötzlichen und unerwarteten Todes zeigt für sie, daß uns etwas verlorengegangen ist, das Menschen in früheren Generationen noch wußten: „Wenn Menschen auf eine Reise gehen, wollen sie vorher Lebewohl sagen. Es ist doch natürlich, daß Menschen auch Lebewohl sagen wollen, bevor sie zu ihrer letzten Reise aufbrechen."

■

Sie haben von Ihren vielen Erfahrungen mit Patienten geredet, und vor allem von der Begegnung mit denen, die Sie Gründerpatienten nennen. Was war für Sie der ausschlaggebende Punkt, an dem Ihnen die Notwendigkeit für ein Hospiz bewußt wurde?

Das hing mehr mit meinen Erfahrungen als medizinische Sozialarbeiterin als mit meiner Arbeit als Krankenschwester zusammen. Als Sozialarbeiterin im Krankenhaus habe ich bestimmt mehrere Ärzte getroffen, die zu mir sagten: „Kriegen Sie mir bitte diese Patienten aus meinen Betten raus. Finden Sie ein Pflegeheim für diesen Patienten. Richten Sie es so ein, daß jener Patient wieder nach Hause geschickt werden kann." Es war aber auch die Einsamkeit der Sterbenden, die aus ihren Mehrbettzimmern hinausgeschoben, und dann oft in einem Einzelzimmer untergebracht wurden. Sie starben ganz alleine, und das durfte nicht so sein.

Aber auch meine Erfahrungen als Krankenschwester in einem der frühen Heime für Sterbende, wo ich ehrenamtlich arbeitete, nachdem David gestorben war, waren wichtig. Dort sah ich, wie Schmerzen viel besser kontrolliert wurden, als ich das vorher je gesehen hatte. Außerdem hatte ich zu den Patienten dort schnell eine viel engere Beziehung aufgebaut. Das war, denke ich, ein wichtiger Teil meiner Berufung, diese Aufgabe zu übernehmen. Die Begegnung mit David hatte mir die Überzeugung gegeben, daß ich etwas unternehmen müsse, aber ich mußte erst herausfinden, ob ich die richtige Person dafür war. Und das tat ich, indem ich diese Arbeit als ehrenamtliche Krankenschwester im St. Luke's Hospital aufnahm. Ich blieb dort für sieben Jahre, obwohl ich schon nach drei Jahren auch noch dazu angestoßen wurde, zusätzlich Medizin zu studieren.

Was die Patienten dort und ihre Familien, die sich zusammen der Krise des Lebensendes gegenübersahen, zu sagen hatten, wenn man ihnen erst einmal richtig zuhörte, machte mir nicht nur bewußt, daß es da noch so viel über Schmerzen zu lernen gab, sondern auch, daß es da noch viel mehr gab, worum sich eine Einrichtung für diese Menschen kümmern sollte. Und aus meiner Erfahrung als Sozialarbeiterin wußte ich auch, daß ein ganz ähnlicher Bedarf für die Betreuung von Patienten zu Hause bestand.

In Ihren Schriften habe ich an mehreren Stellen die Aussage gefunden, daß es der palliativen Begleitung nicht um eine Art „weiche Lösung" zu tun ist, sondern daß es um konkrete medizinische Aufgaben geht. Wenn ich lese, was Sie noch 1995 geschrieben haben, scheint es, daß es immer noch keinen Grund zur Selbstzufriedenheit gibt, was die Akzeptanz dieser Botschaft in der medizinischen Fachwelt angeht.

Nun, ich denke, wir haben wirklich keinen Grund zur Selbstzufriedenheit, solange es von verschiedenen Seiten einen Druck in Richtung Euthanasie gibt, der sich auf Fälle jämmerlicher Hilflosigkeit und ungestillten Schmerzes beruft. Ganz sicherlich hat es viele Verbesserungen gegeben, aber es bestehen noch große Lücken, und noch immer finden sich die alten Mythen wie zum Beispiel: „Ich will nicht, daß er Morphium bekommt, er wird sonst davon abhängig." Deshalb glaube ich nicht, daß irgend jemand, der in der Begleitung von Patienten arbeitet, sich zurücklehnt oder sich zurücklehnen und sagen sollte: „Ah, wir haben es geschafft. Wir haben alles erreicht." Das ist Teil der Offenheit für immer neue Herausforderungen, um die es uns geht.

Was war es, das Sie letztendlich bewog, doch noch selbst Medizin zu studieren?

Daran ist der Thorax-Chirurg, für den ich als medizinische Sekretärin in St. Thomas arbeitete, Norman Barrett, schuld. Ich sagte zu ihm: „Ich muß es irgendwie erreichen, daß ich wieder als Krankenschwester arbeiten kann", und ich dachte daran, daß ich als Nachtschwester in einem Heim für Sterbende arbeiten könnte, wo ich mit meinem Rücken keine so großen Schwierigkeiten haben würde. Da sagte er: „Gehen Sie, und studieren Sie Medizin. Es sind die Ärzte, die die Sterbenden im Stich lassen, und es gibt noch so viel über Schmerzen zu lernen. Es wird Sie nur frustrieren, wenn Sie nicht richtig daran arbeiten können, und man wird Ihnen kein Gehör schenken." Und er hatte in jedem Punkt recht. Es hätte mich frustriert, wenn ich keine wissenschaftliche Schmerzforschung hätte treiben können, und man hätte mir kein Gehör geschenkt, wenn ich meine Argumente nicht mit wissenschaftlichen Ergebnissen hätte untermauern können. Ich brauchte die Daten von meinen 1100 Patienten, alle auf Lochkarten gespeichert, analysiert und wissenschaftlich präsentiert. Ich mußte beweisen, daß man schmerzstillende Medikamente geben kann, ohne Medikamenten-Abhängigkeit oder Medikamenten-Toleranz hervorzurufen.

Es gab wirklich niemanden, der sich chronische und terminale Schmerzen näher angeschaut hat. Es gab mehrere Leute in den Vereinigten Staaten und ein paar wenige hier in England, die Forschung auf dem Gebiet post-operativer Schmerzen betrieben, aber niemand arbeitete über langfristige Krebs-Schmerzen. Ich wurde letztendlich von diesen anderen Wissenschaftlern sehr ermutigt. Sie sagten mir: „Das ist ein unbeackertes Feld. Es wird sehr schwierig werden. Aber mach dich mal dran!" Doch das war erst, nachdem ich Medizin studiert hatte, als ich 1963 zum ersten Mal in die USA reiste.

Wie war es hier in England, nachdem Sie Ihre Studien gemacht hatten und all die Daten von Ihren Patienten vorstellen konnten? Wie leicht war es, die Leute zu überzeugen? Sie haben damals an viele Leute geschrieben, um sie für die Idee eines Hospizes zu gewinnen, und in einem der Briefe, die Sie zur Antwort erhielten, schrieb ein Arzt von „diesem unglücklichen Teil des Berufsfeldes". Dennoch schafften Sie es ziemlich schnell, andere davon zu überzeugen, daß dies ein guter Zweck sei, für den man sich einsetzen müsse.

Da ging ungeheuer viel ‚networking' vor sich, obwohl ich glaube, daß es diesen Begriff damals noch gar nicht gab. Aber bei den Ärzten war es am schwersten, sie zu überzeugen und wirkliches Interesse zu wecken. Es gab ein paar gute Ärzte. Da gab es Dr. Sprott im St. Columbus Hospital und Patricia Graham. Die hatten je einen kurzen Artikel veröffentlicht. Aber niemand hatte sich je daran gemacht, terminale Schmerzen systematisch wissenschaftlich zu untersuchen.

Und meine Vorträge haben zugegebenermaßen auch viel ausgemacht. Ich konnte die Dias von Patienten zeigen, und nach 1961 hatte ich auch Tonbandaufnahmen von Patienten, von denen ich zitieren konnte. Und ich bin eine charismatische Sprecherin. Das hat zuerst bei den Medizinstudenten einen Eindruck hinterlassen, und viele, die mich bei Vorträgen gehört hatten, fingen an, mich um mehr Informationen zu bitten. Und von da an wurde dann auch bei den Leuten in höheren Positionen ein Interesse wach.

Ist Teil dessen, was Sie zeigen wollen, wie leicht es ist, einen Unterschied zu machen, obwohl es gleichzeitig auch sehr schwer sein kann? Manchmal klingt in Ihren Artikeln an, daß relativ kleine Veränderungen, die jeder machen kann, einen großen Effekt haben können, aber das muß wissenschaftlich fundiert sein, und wir müssen daran weiterarbeiten.

Ja, ich denke, daß es hier und dort immer noch Menschen gibt, die schmerzlindernde Maßnahmen als eine Art „weiche Lösung" ansehen. Diese Sicht der Dinge läßt sicher nach, und man anerkennt, daß wir uns an strenge wissenschaftliche Maßstäbe gehalten haben. Nicht nur im Betrachten von Schmerzen und der Symptomkontrolle, sondern auch in der Untersuchung von Familiendynamik, in epidemiologischen Studien und der Bewertung unserer eigenen Arbeit. Deshalb ist es sicher auch sehr wichtig, daß wir eine Professorin für palliative Betreuung und Richtlinien haben, die halb im St. Christopher's Hospice und halb an der King's College Medical

School in London arbeitet. Sie hat einen beeindruckenden wissenschaftlichen Hintergrund von Erfahrungen in ihrem Bereich des öffentlichen Gesundheitswesens, in der Analyse von Bedürfnissen und der Kenntnis, wie wir diesen Bedürfnissen entgegenkommen können.

Wie sehen Sie die Rolle der Medizin im tagtäglichen Betrieb eines Hospizes? Ich habe gehört, daß Sie einmal auf die Frage, ob ein Hospiz auch ausschließlich von ehrenamtlichen Mitarbeitern geführt werden könnte, gesagt haben sollen: „Ganz bestimmt, solange einer davon ein Arzt ist.“

Ich denke, solange man die Schmerzen und andere Symptome, unter denen eine Person leidet, noch nicht in den Griff bekommen hat, hat diese Person noch nicht die Freiheit, die sie braucht, um wichtige Fragen anzugehen, wie zum Beispiel ihre Wertvorstellungen, die Möglichkeiten, die ihr noch offenstehen, und ihre eigenen Ambitionen. Ich denke, man kann ehrlich nicht von Menschen erwarten, daß sie das tun, während sie von tatsächlichen Schmerzen oder der Furcht vor Schmerzen gepeinigt sind, oder wenn ihnen dauernd übel ist, oder wenn sie von Atemnot geplagt werden. Solange das noch da ist, können sie an nichts anderes denken. Deswegen müssen wir sie von den physischen Aspekten ihrer Lage befreien, damit sie sich den anderen Aspekten widmen können. Das Physische ist einfach so verbunden mit dem Psychologischen und allem anderen. Genauso wie der Arzt, für den ich als Sekretärin arbeitete, mich ins Medizinstudium schickte, bevor ich mit den Sterbenden arbeiten könne, so müssen auch andere Hospize sich auf echtes medizinisches Sachwissen verlassen können. Das muß, denke ich, der erste Schritt sein.

Heißt das aber notwendigerweise, daß die medizinische Versorgung direkt ins Hospiz integriert ist? Es gibt ja Hospiz-Initiativen, die die direkte Mitarbeit von Ärzten ablehnen, obgleich natürlich sichergestellt sein muß, daß die Patienten medizinisch versorgt werden.

Das Problem, das zum Beispiel in Amerika mit solchen Projekten aufgetreten ist, besteht darin, daß meist der ursprüngliche Hausarzt sich nach wie vor um den Patienten kümmert. Und so jemand hat möglicherweise keinerlei Kenntnis von palliativer Betreuung. Deshalb ist die Schmerzkontrolle, die er anbieten kann, vielleicht nicht so wirksam.

Ein Hospiz muß spezialisierte medizinische Versorgung haben, und wenn Ärzte auch vielleicht nicht unbedingt Teil des Hospiz-Teams sein müssen, muß es doch zumindest einen guten Austausch und dauernde Absprache zwischen dem Team und den Ärzten geben, damit beide nicht auf parallelen Schienen arbeiten. Außerdem muß 24 Stunden am Tag ein Arzt zur Verfügung stehen, und das sollte jemand sein, der ein Spezialist in Palliativmedizin ist. Ich denke, es ist ganz richtig, daß Palliativmedizin als eine eigene medizinische Spezialdisziplin anerkannt ist. Sie hat ihr eigenes Sachwissen, fundiert durch eigene wissenschaftliche Forschung, denn es ist Evidenz-basierte Medizin. Viele Ärzte in anderen Disziplinen mögen ganz gut mit Symptomen fertig werden, die relativ klar auf der Hand liegen. Aber jeder, der einmal eine Weile auf unserem Gebiet gearbeitet hat, wird Patienten getroffen haben, deren Probleme ziemlich komplex sind und die wirklich Leute mit ganz spezieller Erfahrung brauchen.

Ich weiß, daß es Gruppen von Freiwilligen gibt, die Patienten besuchen, viel Zeit bei ihnen verbringen und ihnen und ihren Familien mit praktischen Anliegen helfen. Aber solange sie nicht speziell ausgebildet sind, gibt es Situationen, wo sie nicht weiterhelfen können. Wenn jemand plötzlich eine schwere Blutung hat, starke Schmerzen bekommt oder einen schlimmen Anfall von Panik und Atemnot, dann braucht er wirklich mehr als das, was freiwillige Helfer normalerweise für ihn tun können. Selbst Krankenschwestern können da oft nicht helfen. Auch die brauchen Unterstützung.

Ich denke aber, daß wir auch deshalb die Einbindung der medizinischen Seite brauchen, weil uns sonst die fortwährende wissenschaftliche Forschung und der fortwährende

Wissenszuwachs fehlen würden. In zehn Jahren sollten wir weiter sein, als wir es heute sind. Wir sind heute auf jeden Fall viel weiter, als wir es am Anfang waren. Wir haben viel gelernt, und die grundlegenden wissenschaftlichen Erkenntnisse über Symptomkontrolle und neue Techniken kamen hauptsächlich aus dem medizinischen Bereich. Das ist ein unverzichtbarer Teil unserer Entwicklung.

Sie legen auch sehr großen Wert auf die Familie als die Einheit, bei der die Betreuung ansetzen muß. Vermutlich haben sich die Familien in den letzten dreißig Jahren stark verändert.

Wenn ein Mensch stirbt, stürzt das seine Familie in eine Krisensituation, in der die freudigen Ereignisse und verpaßten Gelegenheiten der Vergangenheit, die Anforderungen der Gegenwart und die Ängste vor der Zukunft in den Brennpunkt rücken. Und doch sind die Familien in vielen Fällen diejenigen, die die meiste Pflegearbeit leisten. Seit den Anfängen der modernen Hospiz-Bewegung haben wir immer in der Familie die zentrale Einheit gesehen, die der Betreuung bedarf. Die Geschichte ihres Kampfes mit der Krankheit und ihrer Behandlung ist oft voller Schmerz, Mißverständnisse und nicht aufgearbeiteter Drohungen. Manchmal müssen wir den Patienten helfen, ihren eigenen Platz in der Familie wieder zu behaupten. Manche Angehörige ziehen sich ganz zurück, weil sie selbst Ängste haben, und wegen des Schmerzes, den es bedeutet, die Verzweiflung eines anderen Menschen mitzuerleben. Andere wiederum benehmen sich, als sei der Platz des Patienten bereits leer. Aber oft finden wir in den Familien Ressourcen, aus denen der Patient Kraft schöpfen kann und die den Schmerz der Trauer lindern helfen werden, nachdem er gestorben ist.

Aber wie Sie richtig gesagt haben, haben wir in den letzten dreißig Jahren immer mehr Menschen gesehen, die in vollkommen dysfunktionalen Familien und in großem Chaos leben. Das kann natürlich auch daran liegen, daß mehr Menschen heute wissen, was das St. Christopher's Hospice tun kann, um Familien zu helfen, zu einem gewissen Grad der Aussöhnung zu kommen. Das soll nicht heißen, daß das immer gelingt – bei weitem nicht. Aber es geschieht doch oft genug, daß wir das Gefühl haben, Menschen, die in dieser Krise plötzlich durch viel hindurch müssen, zumindest die Möglichkeit geben zu können, sich mit der Notwendigkeit, Abschied nehmen zu müssen, zu versöhnen und sich gegenseitig Vergebung zu schenken. Auch wenn sie nur sagen: „Na ja, es tut mir leid", „Danke" oder Lebewohl sagen, sind das kleine Zeichen der Liebe.

Sie sagen, Sie sehen heutzutage viel mehr Familien mit großen Problemen. Denken Sie, die Arbeit im Hospiz hat sich dadurch verändert?

Ich denke, wir wissen heute weitaus mehr darüber, wie einer Familie geholfen werden kann, als wir am Anfang wußten, und wir haben ein sehr erfahrenes Sozialarbeiterteam. Bei uns arbeiten sieben Sozialarbeiter und Sozialarbeiterinnen. Wie schon gesagt, betreuen wir täglich über vierhundert Patienten und Familien zu Hause. Diese Arbeit ist in drei Bereiche aufgeteilt, die von jeweils einem Vollzeit-Sozialarbeiter geleitet werden. Auf den Stationen betreuen zwei Sozialarbeiterinnen je zwei Stationen, und wir haben einen Sozialarbeiter, der für die Beratung von Trauernden hier in der Gegend zuständig ist, auch wenn deren verstorbene Angehörige nicht unbedingt vom St. Christopher's Hospice betreut wurden. Eine weitere Sozialarbeiterin – die Direktorin – unterrichtet viel in den Abteilungen.

Angefangen haben wir mit sehr viel weniger, obwohl wir von Anfang an einen Sozialtherapeuten und einen Psychotherapeuten hatten, und ich war ausgebildete Sozialarbeiterin. Wir waren uns also schon immer der Bedeutung der Familie bewußt. Und während die Familien heute wohl in größeren Schwierigkeiten stecken als früher, sind wir auch besser in der Lage, auf ihre Bedürfnisse einzugehen.

Denken Sie, daß ein Aufenthalt in St. Christopher oder in einem anderen Hospiz eine Auswirkung darauf hat, wie die Patienten und ihre Familien medizinische Betreuung im allgemeinen verstehen – ein Verständnis, das Sie in einer anderen Einrichtung so nicht hätten entwickeln können?

Ich beobachte immer wieder, wie Menschen hier ins Hospiz kommen und sich schon in den ersten ein, zwei Tagen verändern, weil wir ihnen Erleichterung geben können und weil wir uns bei der Aufnahme und bei dem Versuch, ihre Gefühle und die Gefühle ihrer Familien zu verstehen, so viel Zeit nehmen. So denke ich, erfahren sie neben der rein klinisch sachkundigen Versorgung auch Möglichkeiten eines persönlichen Willkommenheißens. Und da geht es nicht nur darum, wieviel Zeit man sich nimmt. In einem Artikel, den ich vor einigen Jahren geschrieben habe, formuliere ich das folgendermaßen: „Kleinste Akte menschlicher Höflichkeit erfordern erstaunlich wenig Zeit im Vergleich zu der Bedeutung, die sie erlangen können. Wenn sie zum ersten Mal die ruhigere Gangart einer auf sie spezialisierten Einrichtung erlebt haben, erwähnen viele Patienten und Familien, wieviel Hilfe sie in Kleinigkeiten erfahren haben, die dem Pflegepersonal dort trivial erschienen sein mögen."

Die traditionelle Medizin geht da doch ganz anders vor. Man wird untersucht, dann werden Symptome aufgelistet, und später erfahren wir eine Diagnose. Denken Sie diese andere Art des Willkommenheißens wird Menschen, die dem Tod nahe sind, eher gerecht?

In meiner Zeit am St. Thomas' Hospital, zuerst als Krankenschwester, dann als Sozialarbeiterin und später auch als Medizinstudentin, arbeitete dort ein Arzt namens Dr. Evan Jones. Er hatte eine höchst ungewöhnliche Art, Krankengeschichten aufzunehmen. Er schien vom einen zum anderen zu springen, völlig ohne logische Abfolge, und doch war am Ende immer eine vollständige Krankengeschichte entstanden. Er war ein hervorragender Diagnostiker, denn er reagierte intuitiv und hielt sich nicht an eine vorgegebene Struktur. Ich denke, man muß eine gewisse Struktur im Hinterkopf haben, an die man sich hält, aber es kann einem vieles entgehen, wenn man sich bei der Patientenaufnahme sklavisch an diese Struktur hält. Wir haben sehr sorgfältig zusammengestellte Formulare, die das Personal bei der Patientenaufnahme und auch für die laufende Beobachtung benutzen sollen. Aber darauf sollen auch solche Dinge vermerkt werden wie die Absichten und Ziele der Patienten, ihr Verhältnis zu ihrer Familie und noch viele andere Dinge, die nicht im strikten Sinne klinisch sind.

Sicher sind Sie in der Vergangenheit Hospiz-Mitarbeitern begegnet, die sehr verschiedene Umgangsweisen mit Patienten und ihrer Geschichte hatten?

Nun ja, ich habe schon seit ein paar Jahren nicht mehr dagesessen und jemandem zugehört, wie er oder sie eine Krankengeschichte aufnimmt. Aber ich bin sicher, daß jeder es anders macht, da das ein sehr persönlicher Teil der Medizin ist. Vieles davon ist eine Sache der Beziehung zwischen dem Arzt oder der Krankenschwester und dem Patienten. Die Krankenschwestern leiten bei uns zum Teil auch die Aufnahme von Patienten. Dann erledigt die Krankenschwester den ersten Teil, und schließlich kommt ein Arzt oder eine Ärztin, und sie machen den Rest zusammen. Das mag so klingen, als würde das die intensive individuelle Zuwendung stören, aber die ist, in unserer Erfahrung, dabei trotzdem noch möglich.

Aber ich denke auch, daß diejenigen, die sich dazu entschließen, in einem Hospiz zu arbeiten, sowieso meist Menschen sind, die ziemlich auf die Person orientiert sind. Und solche Menschen können die Herausforderung erkennen, die darin besteht, wirklich zu verstehen zu versuchen, was die Situation für den Patienten bedeutet. Wenn Sie beispielsweise an die Diskussion denken, die wir vor ein paar Tagen hatten, in der unsere Sozialarbeiterin, und auch eine Ärztin, von ihren Erfahrungen mit einer jungen Patientin erzählten, die Kinder zurücklassen wird. Beide waren ganz offensichtlich zutiefst betroffen von der hilflosen Verzweiflung dieser Frau, die so Abschied nehmen mußte. Diese Art von Menschen sind es, die in einem Hospiz arbeiten, weil sie bereit sind, solch hilflose Verzweiflung anzuerkennen – was eine große Belastung sein kann.

Ein reiner Symptomatologe ist meines Erachtens einfach kein echter Hospiz-Arzt oder Palliativ-Mediziner. Aber ich glaube, von der Sorte gibt es sowieso nicht besonders viele im Hospiz.

Sehen Sie in dieser Einstellung auch einen möglichen Einfluß, den Ihre Arbeit auf die Allgemeinmedizin haben könnte?

Ich habe sicher schon neben Professoren und anderen Ärzten gesessen, die sagten, daß die Hospiz-Bewegung die humanitäre Einstellung in der Medizin wiederbelebt hat. Ich denke nicht, daß wir die einzigen sind, die das getan haben. Aber sicher ist diese Einstellung in der Hospiz-Bewegung besonders deutlich, denn wir fingen wieder an, mit Patienten zu arbeiten, die starben, und die von Klinikern als Fälle betrachtet wurden, „für die wir nichts mehr tun können", oder sogar als Fehlschläge, worauf man sich von ihnen zurückzog.

Denken Sie, daß man manches, was Sie hier im St. Christopher's Hospice tun, nicht tun könnte, wenn es nicht unabhängig, sondern in das normale Gesundheitssystem integriert wäre?

Das denke ich tatsächlich, denn durch unsere weitgehend unabhängige, wenn auch unsichere Finanzierung – eine Freiheit, die ihren Preis hat – können wir Pioniere sein. Wir können uns immer wieder neuen Möglichkeiten zuwenden, in einer Weise, wie wir es nie hätten tun können, wenn wir in das nationale Gesundheitssystem eingebunden wären.

Um wirklich Pionierarbeit leisten zu können und Grundsätze zu etablieren, war es sehr wichtig, daß wir uns weiterentwickelt haben, sowohl weg von der kleinen Zahl der Heime, die es damals schon gab und die von wohltätigen Stiftungen getragen wurden, als auch vom nationalen Gesundheitssystem. Ich hoffe und denke auch, daß diese anderen Institutionen im Endeffekt auch von dem profitieren konnten, was wir hier taten. Dennoch kommen wir nicht darum herum, daß es Menschen mit sehr komplexen Problemen gibt, die sowohl körperlicher als auch emotionaler, sozialer und spiritueller Art sind. Und diese Menschen brauchen Zeit und Raum, die ihnen so nur in einer Einrichtung gegeben werden können, die darauf ausgelegt ist, ihnen diese Zeit und diesen Raum zu geben. Im Trubel, der auf den Stationen normaler Krankenhäuser herrscht, oder draußen in den Kommunen, mit den Kürzungen im Sozialbereich, ist das einfach immer schwieriger.

Es kommt mir vor, als hätten Sie die Grundüberzeugungen der Schulmedizin fast auf den Kopf gestellt. Denn dort wurde der Schmerz als unvermeidliche und notwendige Nebenerscheinung der Krankheit oder der Behandlung angesehen, der Tod aber bedeutete eine Niederlage und hatte eigentlich mit dem medizinischen System nichts mehr zu tun. Wenn man nun Ihre Schriften liest, scheint es, als träten Sie dem Tod mit offenen Armen entgegen. Oder zumindest wollen Sie doch Ihre Patienten darauf hinführen, ihn akzeptieren zu können, während Schmerz für Sie inakzeptabel ist.

Es gibt ein sehr gutes Zitat, dem Sie sicher auch schon begegnet sind, in dem Patrick Wall, ein Pionier der Schmerzforschung, sagt, daß Schmerz und andere Symptome früher als Wegweiser auf dem Weg zur Diagnose und Heilung angesehen wurden und daß die Behandlung der Symptome eher nebensächlich und nicht Teil einer Medizin war, die etwas auf sich hielt. Einige Entwicklungen aber, wie zum Beispiel die Hospiz-Bewegung, haben uns erkennen lassen, daß die unmittelbaren

Bedürfnisse unsere Aufmerksamkeit brauchten und die alten Methoden der Fürsorge und Begleitung wiederentdeckt werden mußten. Und das beste medizinische Wissen mußte eingesetzt werden, um sich der Schmerzlinderung zu widmen. Ich habe das schon mehrfach zitiert, zum Beispiel in meiner Einführung zum *Oxford Textbook of Medicine*, weil ich es für eine besonders wertvolle Aussage halte. Und sie wurde von einem Professor gemacht, der seit Jahren in der Schmerzforschung arbeitet. Nebenbei gesagt, ist er übrigens auch ein ausgesprochen netter und sehr einsichtsvoller Mensch.

Wir wissen, daß hundert Prozent von uns einmal sterben werden. Und wenn deshalb die Medizin sagt, sie sei nur dafür da, das Leben zu bewahren und zu verlängern, und sich nicht um die Linderung des Leidens kümmert, tut sie sozusagen nur einen Teil ihrer Arbeit. Erst seitdem es so viele Medikamente und soviel Technologie gab, konnten Leute überhaupt sagen: „Nun, mehr brauchen wir als Ärzte nicht zu tun", und alles andere beiseite lassen. An den alten Methoden der Fürsorge und Begleitung kann man erkennen, daß früher alle Aspekte dazugehört haben. Also haben wir eigentlich nichts Neues erfunden, sondern wir haben etwas, was früher schon anerkannt war, in den Zusammenhang all unserer neuen Möglichkeiten zurückgebracht.

Der Tod in den ersten Lebensjahrzehnten, der in der Vergangenheit so häufig war, ist durch den medizinischen und sozialen Fortschritt weitgehend vermeidbar geworden. Gleichzeitig aber ist der Tod dadurch oft auch ausgegrenzt worden. Er wurde zu einem verbotenen Thema. Letzten Endes haben wir keine Möglichkeit gefunden, mit unserer Sterblichkeit umzugehen. Heutzutage, wo es eine Hilfe durch Rituale, Traditionen oder von den Menschen um uns herum fast nicht mehr gibt, muß jeder Mensch, jede Familie einen eigenen Weg finden, mit dem Tod umzugehen und durch den Verlust zu wachsen. Die alte Idee des Sich-Fügens ins eigene Schicksal ist verschwunden und einem Gefühl des Zorns darüber gewichen, daß der Fortschritt das Unvermeidliche letztendlich nicht aufhalten kann. Das macht die Pflege der Sterbenden und die Fürsorge für ihre Familien heute besonders schwer, macht sie oft zu einer großen Herausforderung, die deshalb aber vielleicht auch um so lohnender sein kann.

Unsere Arbeit bestand schon immer grundlegend aus einem menschlichen und einem professionellen Aspekt. Und jeder, der diesen Patienten begegnet, begegnet auch der Herausforderung, diese beiden Dimensionen anzuerkennen. Bei allen Apparaturen, die wir haben, müssen wir den bedürftigen Menschen immer noch als offene, verletzliche Menschen begegnen. Nur daß wir inzwischen alles haben, was wir brauchen, um diesen Menschen helfen zu können.

Obwohl Sie sagen, daß Sie heute alle Medikamente haben, die Sie für Ihre Arbeit brauchen, vermute ich, daß es immer noch Fälle gibt, für die wir nicht genug tun können.

Es gibt noch viel zu lernen. Es gibt einzelne Fälle, in denen Menschen in den letzten Augenblicken von schrecklicher Verzweiflung und Schmerzen geplagt werden, und da müssen wir wirklich sehr starke Injektionen des Sedativs Phenobarbiton verabreichen, die ihnen das Bewußtsein nehmen. Vor ein paar Tagen habe ich mich mit unserem Medizinischen Direktor darüber unterhalten. Er sagte, daß bei tausend Neuzugängen im Jahr das auf höchstens ein halbes Dutzend Fälle zutreffe. Aber wir haben die dafür nötigen Medikamente. Niemand muß unter Qualen sterben. Auch bei den wirklich schwierigen Fällen können wir etwas tun.

Zur Zeit berichten die Zeitungen immer wieder von einer jungen Frau mit einer Motoneuronenkrankheit, die fordert: „Ich will Medikamente, die mein Leiden mindern." Und wir können wirklich sagen: „Wir haben schon so viele Patienten mit Motoneuronenkrankheit hier gehabt. Wir können das, Sie müssen nicht unter Atemnot sterben. Wir können Ihnen versichern, daß das nicht passieren muß." Und dennoch wird weiter darüber gesprochen, als könne man gar nichts für die Frau tun. Alles das, was die Schmerztherapie tun kann, hilft natürlich nicht über den Zorn hinweg, abhängig zu sein. Aber es könnte ihr die Angst vor einem Erstickungstod nehmen. Wir haben bei dreihundert Patienten gezeigt, daß wir das leisten können.

Sie haben eine ganze Theorie des Schmerzes entwickelt. Könnten Sie etwas mehr darüber sagen, was Schmerz für Sie bedeutet, und warum Ihre Arbeit in diesem Zusammenhang so wichtig ist?

Wir haben von Anfang an gesagt, daß wir es im Umgang mit totalem Schmerz mit einem Phänomen zu tun haben, das körperliche, emotionale, soziale und spirituelle Komponenten hat. Und ich denke, wir sind einfach berufen, zu heilen und zu helfen. Ich weiß noch, wie ich mich vor langer Zeit, ungefähr 1961, mit einem ehemaligen Vorsitzenden der Gesellschaft für Freiwillige Euthanasie unterhalten habe. Ein wunderbarer alter Mann, den das Leid sehr berührt hat, weshalb er auch in dieser Gesellschaft aktiv geworden war. Ich führte ihn durch das St. Joseph's Hospice und erzählte ihm davon, daß man bei Menschen, denen man am Ende ihres Weges begegnet, oft sehen kann, wieviel Courage, Durchhaltevermögen und Charakter sich da entwickelt hat. Da sagte er zu mir: „Wenn Sie der Überzeugung sind, daß das Leiden bei den Menschen so viel Gutes zum Vorschein bringt, warum wollen Sie sie dann überhaupt davon befreien?" Und ich antwortete: „Weil das unser Auftrag ist. Sie wissen doch, als Gute Samariter haben wir den Auftrag zu helfen." Wir können niemandem den Schmerz des Abschiedes nehmen. Aber wir können die körperliche Seite des Leidens zu einem angemessenen Grad reduzieren. So können wir den Menschen ein Stück Freiheit schenken. Die Freiheit ihrer Flügel.

Heutzutage gibt es auch viele alternative Zusatzbehandlungen. Stehen Sie dem gegenüber offen?

Wir machen hier Aromatherapie und Massage. Eine unserer Physiotherapeutinnen bietet Akupunktur an. Wir probieren im Augenblick Reflexzonenmassage aus. Mit imaginativen Techniken haben wir noch nicht gearbeitet, weil man dafür sehr viel Geschick haben muß, aber andere bieten das an.

Sie selbst haben Schmerzen durchlebt, die Sie sogar zu einer Veränderung in Ihren Berufsplänen gezwungen haben.

Ich hatte in Oxford angefangen, Philosophie, Politik und Wirtschaftswissenschaften zu studieren, gab das aber während des Krieges auf, um mich zur Krankenschwester auszubilden zu lassen. Dann aber verletzte ich mir den Rücken und mußte meine Ausbildung zur Krankenschwester abbrechen. Also kehrte ich nach Oxford zurück, um dort einen Kriegsabschluß zu machen und ein Diplom in Sozialwissenschaften zu bekommen. Aber, nun ja, ich bin eigentlich recht froh, daß das passiert ist. CRUSE, eine britische Wohltätigkeitsorganisation, die sich um Trauernde kümmert, hat sich für eines ihrer Bücher den Titel *All in the End is Harvest* ausgesucht. Ich finde das eine wunderbare Aussage: Am Ende ist alles Ernte. In dem Moment fühlt es sich nicht so an. Aber wenn Sie zurückblicken, können Sie sagen: „Wäre das nicht geschehen, hätte ich jenes vermißt." Und so kann ich sagen, es ist letztendlich alles gut gelaufen. Aber es gibt natürlich auch Menschen, die am Ende ihres Lebens sagen, es habe aus nichts als Katastrophen bestanden. Ihnen helfen zu können, etwas Frieden zu finden, ist eine uralte Herausforderung an die Hospiz-Bewegung.

Aber damals empfanden Sie es also doch als Rückschlag?

Ja, wissen Sie, ich liebte es, als Krankenschwester zu arbeiten, und ich wollte an meinem Leben eigentlich nichts verändern. Und doch war es sehr gut, daß ich nach Oxford zurückkehren und etwas anderes tun konnte. Denn dann wurde mir klar, was ich tun mußte, und es brachte mich dazu, Medizin zu studieren. Das war harte Arbeit, aber es war die Mühe wert. Ich schaue zurück und sage wirklich: „Ich habe Glück gehabt."

5 ■ Verantwortung

Die engen Freundschaften, die Cicely Saunders mit den Patienten verbanden, die sie die eigentlichen Gründer des St. Christopher's Hospice nennt, mögen beispielhaft dafür sein, was es heißt, Sterbenden ganz als Mensch zu begegnen. Die persönliche Nähe verstellte ihr aber nie den Blick darauf, wieviel Verantwortung damit verbunden war. Die Liebe zu David Tasma und Antoni Michniewicz spielte sich vor dem Hintergrund der Tatsache ab, daß sie es gewesen war, die ihnen gesagt hatte, daß sie bald sterben würden.

Menschen, die im Hospiz arbeiten, stehen immer wieder vor ethischen Fragen, was die Aufrichtigkeit gegenüber den Patienten und die angemessene Behandlung anbetrifft. Dasselbe gilt auch für alle anderen, die mit Sterbenden zu tun haben. Sie müssen eine Einstellung entwickeln, die sich ethischen Prinzipien verpflichtet fühlt. Aber sie dürfen sich auch nicht hinter diesen Prinzipien verschanzen. Eine Grundüberzeugung von Cicely Saunders, die immer wieder zum Ausdruck kommt, ist, daß eine solche ethische Einstellung sich immer wieder im konkreten Einzelfall neu bewähren muß.

■

Ein weiteres Thema, das ich gerne ansprechen würde, ist die Aufrichtigkeit. Besonders die Frage, wie sich mit dem unterschiedlichen Wissensstand umgehen läßt, der manchmal zwischen Arzt und Patient herrscht. Vom medizinischen Standpunkt aus wissen Sie vielleicht recht viel über die Situation eines Menschen, und trotzdem bleibt die Frage, inwieweit Sie dies ihm anvertrauen möchten.

Daran hat sich in den Jahren meiner Arbeit mit todkranken Patienten sehr viel geändert. Als wir anfingen, wurde sowohl stationär behandelten als auch zu Hause betreuten Patienten sehr viel weniger gesagt als in der Hospiz-Arbeit. Heute aber findet sich überall viel mehr Aufrichtigkeit den Patienten gegenüber.

Den meisten Patienten ist die Wahrheit schon gesagt worden, bevor sie zu uns kommen. Aber vielleicht haben sie nicht die ganze Wahrheit gehört. Vielleicht wollen sie sie auch nicht hören. Manche Leute brauchen einen gewissen Grad an Verdrängung, um überhaupt weitermachen zu können. Es gibt Menschen, die wissen, daß sie dem Ende ihres Lebens gegenüberstehen, und dennoch planen sie dann einen Urlaub fürs nächste Jahr. Und das können sie auch tun, und wir erlauben ihnen das, denn es ist ein Zustand des „mittleren Wissens", wie Avery Weisman das genannt hat, in dem sie sich bewegen.

Ich denke oft an eine Patientin zurück, die ich in meinen Tagen am St. Joseph's Hospital kennengelernt habe. Ich habe ein Dia von ihr, das ich bei meinen Vorträgen über dieses Thema zeige. Sie hat mich eines Tages nach der Wahrheit über ihren Zustand gefragt, und ich habe ihr ziemlich genau darüber Auskunft gegeben. Sie sah mich an und sagte: „Das war ein bißchen riskant, daß Sie mir das gesagt haben, oder? Denn nicht alle von uns hier würden auf diese Frage die gleiche Art von Antwort bekommen wollen." Und dann, als ich sie das nächste Mal sah, sagte sie: „Wissen Sie, Frau Doktor, ich brauche dringend ein neues Gebiß."

Und dann erinnere ich mich natürlich auch noch daran, wie es mit Antoni war. Gleich zu Anfang unserer sehr nahen Beziehung, die wir in den letzten dreieinhalb Wochen seines Lebens hatten, stellte er mir die Frage: „Werde ich sterben?" Und ich sagte: „Ja." Und er fragte weiter: „Bald?" Und ich antwortete: „Ja", ohne zu versuchen, das irgendwie zu verpacken. So direkt war ich wohl nie wieder zu einem Patienten. Und dann fragte er mich: „War es schwer für dich, mir das zu sagen?" Und ich gestand: „Ja, das war es." Er sagte: „So etwas gesagt zu bekommen ist schwer, aber es ist auch schwer, es zu sagen. Danke!" Ich habe das, ohne zu sagen, wer es war, oft zitiert als Beispiel, daß wir sehr vorsichtig sein müssen, wie wir die Wahrheit sagen, wann wir sie sagen und in welchem Umfang. Denn wir geben Menschen sehr explosives Material in die Hand.

Außerdem habe ich schon oft gesagt: Wenn es nicht schwerfällt, es zu sagen, dann sollten wir erst recht zögern, bevor wir es tun. Denn es ist ein sehr ernsthaftes Sicheinlassen zwischen zwei Menschen. Der Arzt, der zur Aufrichtigkeit ermutigt oder selbst dem Patienten ehrlich sagt, wie es um ihn steht, sollte normalerweise auch versprechen können, daß er den Patienten nie im Stich lassen wird. Er muß dem Patienten die Sicherheit geben, daß er sich selbst um seine körperlichen Beschwerden kümmern und sie unter Kontrolle halten wird und daß er auch weiterhin offen dafür sein wird, mit dem Patienten seine Situation zu besprechen.

Aufrichtigkeit liegt mehr in der Beziehung als in dem, was gesagt wird. Falsche Versprechungen schneiden die Patienten von der Realität und von echtem Dialog ab. Gleichzeitig wollen wir sie aber auch nicht mit Informationen bombardieren, für die sie noch nicht bereit sind. Die eigentliche Frage ist oft: „Wieviel lassen Sie sich von Ihren Patienten erzählen?" Die meisten sind viel zu realistisch, um zu erwarten, daß wir das ganze Trauma der Erfahrung dessen, was mit ihnen geschieht, von ihnen nehmen können. Aber sie bitten uns um Aufmerksamkeit für sie als Menschen, und sie bitten um unsere Bereitschaft, auf ihre Fragen einzugehen und auf verbale und nonverbale Hinweise zu achten, die sie uns geben.

Es wird immer Familien geben, die meinen: „Sagen Sie es ihm nicht, er könnte nicht damit umgehen." Darauf antworten wir dann: „Wir drängen ihm die Wahrheit nicht auf, aber wenn er uns fragt, werden wir ihn nicht belügen. Außerdem werden Sie vielleicht feststellen, daß er es sowieso schon weiß. Wie spricht er denn über seinen Zustand?" Dann stellt sich oft heraus, daß er zum Beispiel über den Sohn gesprochen hat, der aus Australien nach Hause kommt, oder etwas Ähnliches, und daß er offensichtlich die Wahrheit über seinen Zustand kennt. Und auf ihre Art haben sie auch ganz angemessen auf das reagiert, was er ihnen gesagt hat. Man muß nicht unbedingt die genaue Diagnose kennen, um zu wissen, daß es sehr ernst ist, und dann auf dieser Basis mit den Dingen umgehen zu können. Gleichzeitig aber haben Menschen auch oft eine Fähigkeit, nur das wahrzunehmen, was sie wollen und was sie verarbeiten können. Manchmal beachten sie einfach gar nicht, was wir ihnen sagen.

Hier in diesem Land gibt es inzwischen aber auch wesentlich mehr Wahrheit als in manchen anderen Ländern. Als ich in Japan war, wurde mir erzählt, es würde nur zwanzig Prozent aller japanischen Patienten jemals gesagt, daß sie Krebs hätten, oder gar, daß er sich im fortgeschrittenen Stadium befände. Der Familie wird es gesagt, nicht aber den Patienten. Das führt natürlich zu einer schrecklichen Kluft in der Beziehung zwischen den beiden. Andererseits haben wir gerade ein Buch über Hospiz-Initiativen in aller Welt veröffentlicht, *Hospiz Care on the International Scene.* Und da steht im Kapitel über die Hospiz-Bewegung in Japan, daß ungefähr sechzig Prozent der Patienten, die dort in Hospizen sind, wissen, was mit ihnen los ist. Als ich kürzlich dort herumreiste, besuchte ich drei Hospize und hatte doch sehr den Eindruck, daß dort so ziemlich das gleiche Maß an Aufrichtigkeit herrscht wie vielleicht bei uns. Aber üblich ist das in Japan eigentlich nicht. Als ich im japanischen Fernsehen interviewt wurde, war es das, was ich am meisten gefragt wurde und worüber am meisten gesprochen wurde: „Können Menschen mit der Wahrheit leben?"

Das hängt wohl vor allem mit Unterschieden zwischen den Kulturen und ihrer Art, untereinander zu kommunizieren, zusammen. Aber für Sie scheint sowieso vieles vom Einzelfall abzuhängen. Das ist etwas, das Sie oft betonen, wenn Sie über ethische Fragen schreiben: daß sie nicht unabhängig von der jeweiligen Situation geklärt werden können.

Und doch gibt es einige Grundprinzipien: Aufrichtigkeit ist besser als Täuschung, mit anderen Dinge zu teilen besser, als sie auszugrenzen. Und solche Prinzipien gibt es auch in anderen Fragen der Ethik: Man darf keine Patienten töten, auch wenn man bereit sein muß, Linderung zu verschaffen, die möglicherweise Leben verkürzt, falls das die einzige Möglichkeit ist, die offenbleibt.

Sie betonen immer wieder, wie wichtig es ist, auf das zu hören, was die Patienten sagen. Aber wenn es um die Verabreichung von Schmerzmitteln geht, setzen Sie sich dafür ein, daß man damit anfängt, bevor die Patienten sagen, daß sie sie brauchen.

Das habe ich gelernt, als ich noch Sozialarbeiterin war und nach Davids Tod angefangen hatte, abends ehrenamtlich als Krankenschwester im St. Luke's Hospital zu arbeiten. Dort sah ich, wie regelmäßig Medikamente gegeben wurden, damit der Schmerz gar nicht erst auftrat, im Unterschied zur Verabreichung auf Verlangen, wie ich sie kannte. Und ich sah auch, daß es empirisch wesentlich wirkungsvoller war. So ließ sich das plötzliche Wiederauftreten von Schmerzen vermeiden, und man brauchte auch weniger hohe Dosierungen. Man konnte es bei einer einheitlichen Dosis lassen. Als ich dann als Ärztin im St. Joseph's Hospital anfing und sah, daß sie dort Schmerzmedikamente nur auf Verlangen verabreichten, führte ich auch dort die regelmäßige Verabreichung ein, damit Patienten sich ihr Morphium nicht erst ‚verdienen' mußten. Obwohl ich glaube, daß sie den Patienten dort sowieso schon routinemäßig etwas für die Nacht gegeben haben. Und es war so ein wunderbar belohnendes Gefühl, ein System einzuführen, das auf diese einfache und eigentlich offensichtliche Art Medikamente einsetzte, damit Schmerz erst gar nicht auftrat. Die Schwester, mit der ich am Anfang arbeitete und mit der ich immer noch in Kontakt bin, sagte damals, es sei „der Wechsel von schmerzvoll zu schmerzfrei" gewesen, als sie sah, wie wirkungsvoll es war. Anfangs tat ich das nur mit ein paar wenigen Patienten. Ich habe das, was sie sowieso bekamen, auf regelmäßige Verabreichungen verteilt, anstatt erst auf Verlangen Schmerzmittel einzusetzen. Danach habe ich schrittweise andere Medikamente eingeführt und das System bei einer größeren Zahl von Patienten angewandt. Schließlich erkannte ich auch die Möglichkeit, sich mit anderen Symptomen auseinanderzusetzen. Und nach einer Weile schrieb die gleiche Krankenschwester mir wieder und sagte: „Die vielen Symptome, denen ich hilflos gegenüberstand, bevor Sie hier anfingen, lassen sich jetzt kontrollieren."

Wie ich schon erwähnt habe, führte ich letztendlich ein deskriptives Forschungsprojekt mit 1100 Patienten durch, um zu zeigen, wie effektiv dieses regelmäßige Geben von Medikamenten war und daß keinerlei Probleme auftraten. Patienten wurden weder abhängig von Medikamenten, noch ließ die Wirkung der Medikamente nach. Und ich konnte sehen, wie zum Beispiel ein Patient bei seiner Ankunft noch voller Anspannung und Schmerzen gewesen war, und nun konnte der gleiche Mensch, nachdem er auf ein orales Opiat eingestellt war, sich entspannt zurücklehnen und seinen Fußballtoto-Schein ausfüllen. Wenn man sich solche Patienten ansah, wurde klar, daß es uns in der Tat gelungen war, eine Dosierung zu finden, die hoch genug war, Schmerzen zu stillen, aber nicht so hoch, daß sie die Patienten sediert hätte.

Trotz allem erleben wir manchmal immer noch das schreckliche Dilemma von Krankenschwestern, die am Bett eines Patienten stehen und hilflos zusehen müssen, wie er leidet, weil der Arzt dieses oder jenes Medikament nicht verschreiben möchte. Vor wenigen Tagen habe ich einen Artikel in einer der Fachzeitschriften über palliative Betreuung gelesen, in dem über die mangelhafte Schmerzbehandlung und Sterbebegleitung von Alzheimer-Patienten berichtet wurde. Es gibt immer noch ungeheuer viel zu tun, zum Beispiel in Pflegeheimen und ähnlichen Einrichtungen.

Worauf führen Sie es zurück, daß diese Maßnahmen immer noch so zögerlich eingeführt werden?

Ich weiß es nicht. Es scheint völlig unsinnig, daß Menschen so sehr leiden müssen. Vor dreißig Jahren war es etwas anders. Da dachte man noch, es bestehe eine Gefahr, daß die Lungenfunktion beeinträchtigt werden könnte und daß man sehr vorsichtig beim Einsatz von Opiaten sein müsse, denn, wissen Sie, „die bringen die Patienten um oder machen sie abhängig" und so weiter. Aber heutzutage sind wir doch besser unterrichtet, und die regelmäßige Gabe von schmerzstillenden Medikamenten ist überall akzeptiert. Trotzdem leben die alten Mythen immer noch.

In dem Artikel, den ich gerade erwähnt habe, wird von einer Dame berichtet, die an der Alzheimer-Krankheit litt und eine Lungenentzündung entwickelt hatte, woraufhin ihr starke Antibiotika verabreicht wurden. Sie hatte Alzheimer im fortgeschrittenen Stadium, lebte in einem Pflegeheim und hatte keinerlei Beziehung mit Menschen außerhalb. Die Ärzte reagierten auf ihre Lungenentzündung in einer Art und Weise, die vielleicht für einen jungen Menschen angemessen gewesen wäre. Und als die Frau die Medikamente dann nicht vertrug und sie sowieso nichts halfen, verschrieben die Ärzte ihr Morphin-Zäpfchen, „nur wenn absolut notwendig". Ich bin der festen Überzeugung, daß die arme alte Dame in verzweifelter Not gestorben ist. Das war ein Arzt, der offensichtlich keinen blassen Schimmer davon hat, wie man so einem Menschen das Sterben erleichtern kann. Der Artikel war als Herausforderung gemeint, und das ist er sicher auch.

Es war richtig von uns, daß wir uns auf die Schmerzen Krebskranker und die palliative Behandlung bei einer sehr begrenzten Zahl von Krankheiten konzentriert haben. So konnten wir Forschung betreiben, Artikel in Magazinen veröffentlichen und eine wirklich objektive Basis für unsere Aussagen aufbauen. Aber jetzt muß das verbreitet werden, wenn auch nicht notwendigerweise durch uns. Andere sollten unsere Erkenntnisse aufgreifen und für ihre Spezialgebiete aufgreifen und weiterentwickeln. Aber sicherlich haben wir selbst auch eine Verantwortung, soviel wie möglich auf dem Gebiet der Lehre und der Veröffentlichungen zu tun. Wir müssen mit Pflegeheimen zusammenarbeiten, wie wir es auf lokaler Ebene schon mehr und mehr tun. Wir müssen Leute in die Krankenhäuser in der Umgebung und in die Sozialstationen der umliegenden Gemeinden schicken und ohne Unterlaß mit praktischen Ärzten sprechen und ihnen Fortbildung anbieten.

Können Sie etwas mehr darüber sagen, was Sie beispielsweise über den Gebrauch von Antibiotika in einem Hospiz denken? Da eine klare Trennlinie zu finden, in welchen Fällen sie nicht mehr eingesetzt werden sollen, ist vermutlich nicht immer einfach.

Wir verwenden Antibiotika bei unseren Patienten hier, wenn wir denken, daß dies tatsächlich die Kontrolle von negativen Symptomen unterstützt. Das kann beispielsweise der Fall sein, wenn ihnen das Husten sehr viel Schmerzen bereitet, aber auch, wenn sie auf die Ankunft ihres Sohns aus Australien warten und noch ein paar Tage zu haben ganz furchtbar wichtig ist. Aber wir gehen nicht herum und suchen nach symptomlosen Lungenentzündungen, die wir behandeln können. Der Patient liegt ja schon im Sterben.

Ich lese im Augenblick gerade wieder Daniel Callahans Buch The *Troubled Dream of Life*, ein wirklich gutes Buch über Sterbebegleitung, geschrieben von einem Mitglied des Hastings Center, einem Forschungszentrum für medizinische Ethik in den Vereinigten Staaten. Er spricht davon, daß wir manchmal den besten Tod für sterbende Patienten nur sicherstellen können, indem wir davon absehen, ihre Beschwerden in derselben Weise zu behandeln, wie wir das bei anderen Patienten tun würden – wenn es nämlich darum geht, zu vermeiden, daß sie sonst im nächsten Jahr einen qualvolleren Tod sterben würden. Wir müssen auf das schauen, was zu der bestimmten Zeit, wenn wir den Patienten treffen, am meisten angebracht ist.

Ich werde ein paar Seiten aus diesem Buch morgen früh in der Kapelle vorlesen, wenn ich das gemeinsame Morgengebet leite. Auf diesen Seiten spricht er von der Art und Weise, in der er sterben möchte. Ich denke, er ist sehr weise: „Ich möchte eine Bedeutung in meinem Tod entdecken. Und wenn schon keine vollständige Bedeutung, dann zumindest einen Weg, sich mit ihm zu versöhnen. Irgendein Sinn muß in meiner Sterblichkeit ausgemacht werden können. Ich möchte nicht unbedingt in einer öffentlichen Weise sterben, unter Fremden, die von der Straße hereinkommen. Ich möchte nicht psychologisch im Stich gelassen und aus der Gemeinschaft ausgestoßen werden. Ich möchte anderen nicht zur unverdienten Bürde werden. Ich möchte in einer Gesellschaft leben, die den Tod nicht fürchtet, zumindest nicht einen gewöhnlichen Tod durch Krankheit in einem recht fortgeschrittenen Alter." Was er sagen will, ist, denke ich, daß man nicht jedem Patienten einen friedvollen Tod versprechen kann, aber man kann die Behandlung so angemessen auf die jeweilige Situation einstellen, wie nur möglich.

Aber ich denke, man muß auch vorausdenken, wie er es hier tut. Mein Hausarzt weiß beispielsweise, daß ich nicht wiederbelebt werden möchte, falls ich einen Herzstillstand habe, und die Ärzte im Hospiz wissen das auch, genauso wie meine Familie. Ich will auch keine künstliche Ernährung, unter keinen Umständen, weil das das Sterben nur hinauszieht. Ich habe kein Dokument mit detaillierten Anweisungen verfaßt. Aber ich habe verschiedene Leute wissen lassen, falls sie die Entscheidung treffen müssen, daß dies zwei Dinge sind, die ich nicht haben will.

Es ist wichtig, vorauszudenken, aber wenn man unter Alzheimer-Krankheit leidet, kann man nicht mehr richtig denken. Deshalb kommt es in solchen Fällen mehr und mehr auf die Verantwortung des Arztes und die Verantwortung der Familie an. Die Familie wird natürlich oft auch ein Eigeninteresse haben, aber sie dürfen sich nicht über das hinwegsetzen, was für den Patienten am besten ist. Und Ärzte werden sich besser damit auskennen, was im besten Interesse des Patienten ist, wenn sie ihn vorher schon kannten, oder sich zumindest bemühen, soviel über ihn von der Familie herauszubringen, wie möglich. Aber wenn ich Alzheimer hätte, würde ich meine Lungenentzündung bestimmt nicht gern aggressiv behandelt bekommen, herzlichen Dank!

Denken Sie, daß es eine gute Idee ist, für den Fall des Falles eine schriftliche Willenserklärung abzulegen, in der solche Dinge festgelegt sind?

Solch eine Erklärung ist, denke ich, ein ziemlich gutes Beweisstück dafür, was der Patient ursprünglich gedacht hat. Ich bezweifle, daß es gut wäre, es rechtlich bindend zu machen, wie es das Sonderkomitee des Britischen Oberhauses eigentlich vorgeschlagen hat. Wozu ein solches Dokument bestimmt nicht dienen darf, ist, daß jemand dazu gebracht wird, etwas Illegales tun, wie zum Beispiel eine tödliche Spritze zu verabreichen. Aber es könnte auch passieren, daß jemand eine schriftliche Willenserklärung ablegt und zehn Jahre später nach einem Unfall im Koma liegt. Und wenn dieses Dokument dann rechtlich bindend wäre, könnte es die Ärzte daran hindern, alles zu unternehmen, daß man durchkommt, obwohl dies ansonsten vielleicht durchaus möglich wäre. Deshalb denke ich, daß eine rechtliche Bindung eine ziemlich verwickelte Angelegenheit wäre.

Wie ich schon sagte, ich habe direkt mit meinem Arzt darüber gesprochen, anstatt ein schriftliches Dokument aufzusetzen. Und mein Arzt kennt jetzt meinen Standpunkt genauso wie meine Familie. Ich hoffe, daß das genügt. Wenn ich natürlich einen Schlaganfall bekomme, während ich in einer Stadt bin, wo man mich nicht so gut kennt, ist die Sache anders.

Sie betonen, daß Medikamente wenn möglich oral oder durch Injektionen verabreicht werden sollen. Steckt dahinter der Gedanke, daß Infusionen generell vermieden werden sollten?

Die Schmerzmittel, die wir normalerweise verwenden, werden durch subkutane Injektionen verabreicht, meistens durch einen Automaten, der die Flüssigkeit allmählich einspritzt. Den können Patienten mit sich herumtragen, weil er nicht größer ist als ein Kassettenrecorder, den man in der Tasche tragen kann. Im allgemeinen müssen unsere Patienten nicht durch Infusionen rehydriert werden, an die sie angebunden bleiben müßten. Aber wenn ein Patient beispielsweise eine Hypokalzämie hat, braucht er das schon, und so setzen wir es bisweilen schon ein. Wir haben auf jeden Fall schon ein paarmal Bluttransfusionen machen müssen. Aber generell ist es für die Patienten besser, wenn sie nicht an Schläuche angeschlossen werden.

In gewisser Weise ist es für uns natürlich einfacher, solche Entscheidungen zu treffen, denn die Entscheidung, daß dies jetzt ein sterbenskranker Mensch ist, wurde schon anderswo getroffen. Wir haben auch keinen Wiederbelebungs-Apparat im Haus. Obwohl wir das vielleicht sollten, falls einmal ein Mitglied unseres Personals oder ein Besucher einen Herzstillstand hat. Ich habe einmal dabei geholfen, einen Besucher wiederzubeleben, und wir haben ihn schnell zu einem benachbarten Krankenhaus gebracht. Mit dem ging alles gut. Er hat später noch Jahre bei uns im Drapers-Flügel verbracht. Aber das ist ein anderer Fall.

Die Situation hier ist ganz anders als auf einer Intensivstation. Aber selbst dort kann eine andere Gangart eingelegt werden. Und an vielen Krankenhäusern ist das schon der Fall, wo man nicht mehr alle Möglichkeiten auszuschöpfen versucht, sondern Schläuche abnimmt und den Patienten friedvoll sterben läßt. Man kann die künstliche Beatmung und ähnliches abstellen, wenn es völlig nutzlos ist, damit weiterzumachen. Eine klare Definition von ‚Nutzlosigkeit' zu finden ist natürlich eine vertrackte Angelegenheit. Aber ich habe gerade ein Kapitel über Schmerz und nahen Tod für ein Lehrbuch geschrieben, und ich habe einen meiner Bekannten, der in der Intensivmedizin arbeitet, dazu bekommen, einen Abschnitt über den Tod auf der Intensivstation beizutragen. Das ist schon sehr gut überdacht worden. Es gibt schon einige Ärzte und auch Krankenschwestern, die in der Intensivmedizin arbeiten, die sich über einen Wechsel der Gangart Gedanken gemacht haben, und darüber, wie man auch dort einen möglichst friedvollen Tod ermöglichen kann, der auch die Familie möglichst weit in die Situation mit einbezieht.

Trotzdem muß man selbstverständlich immer noch der Möglichkeit gewahr sein, daß jemand eine falsche Diagnose gemacht haben könnte. Wir haben in der Tat schon Leute zurückgeschickt und gefragt: „Gibt es da nicht doch noch Behandlungsmöglichkeiten?" oder: „Sind Sie sicher, daß dieser Patient Lungenkrebs hat? Sie haben keine Biopsie-Ergebnisse. Sind Sie sich ganz sicher, daß der Röntgenbefund eindeutig war?" Das gehört zum Augenmerk auf das, was für jeden einzelnen Patienten in seiner Situation am angebrachtesten ist. Und das schließt auch mit ein, daß wir eine Vorstellung davon haben müssen, was er will.

Die Patienten zu Hause, die wir in der Regel viel länger kennen als diejenigen, die stationär bei uns betreut werden, mögen durchaus noch um jeden Preis kämpfen, wenn wir ihnen das erste Mal begegnen. Wenngleich solche Leute, die so sehr auf ein Weiterleben aus sind, sich sowieso oft weigern werden, an ein Hospiz überwiesen zu werden. Aber ich weiß von Fällen, in denen unser Medizinischer Direktor Patienten zu Hause besucht hat und ihnen gesagt hat: „Wir werden Ihnen helfen zu kämpfen. Das tun wir hier auch."

Die Deutsche Bundesärztekammer schreibt in ihren Richtlinien zur Sterbebegleitung, daß ein paar Dinge zur Basishilfe zu rechnen seien, die unverzichtbar zu den ärztlichen Aufgaben gehöre: „Zuwendung, Körperpflege, Schmerzlinderung, Freihaltung der Atemwege, Flüssigkeitszufuhr und natürliche Ernährung." Stimmen Sie dieser Liste zu?

Wenn man im Sterben liegt, hört man auf, essen zu wollen. Wenn man im Sterben liegt, braucht man nicht die übliche Flüssigkeitszufuhr. Auch wenn Leute denken, daß essen und trinken lebensnotwendig sind, sie sind nicht unbedingt notwendig fürs Sterben. Wir geben Leuten so viel, wie sie mit dem Mund aufnehmen können. Aber es ist sehr selten, daß wir jemanden an einen Tropf hängen. Und die Patienten sterben nicht, weil sie verhungern. Sie sterben auch nicht unter schrecklichem Durst. Ich rede hier nicht davon, daß man ihnen etwas entziehen oder vorenthalten sollte, sondern davon, daß man Patienten Nahrungsmittel nicht aufdrängen sollte.

Viele Menschen haben ein Bild von jemandem, der in der Wüste verhungert und verdurstet, vor Augen, und davon, wie schlimm das ist. Wenn der Nahrungsbedarf abnimmt, weil alle Systeme gleichzeitig abnehmen, wenn man stirbt, ist das eine andere Situation. Der Körper reagiert nicht in derselben Weise. Man stirbt nicht, weil man nichts ißt, man ißt nichts mehr, weil man stirbt.

Übrigens, Menschen sagen, daß Tod durch Verhungern furchtbar sei. Das ist er auch. Aber einer der Ärzte hier war auf einer Konferenz und hörte einen Vortrag von einem Arzt, der über Menschen sprach, die nach einem Hungerstreik gestorben waren. Und er erzählte davon, daß diese Menschen am Schluß nicht mehr gelitten hätten. Anscheinend ist es so, daß ganz am Ende des Hungerstreiks der Stoffwechsel auf eine Stufe herabsinkt, auf der Hungergefühle verschwunden sind und der Tod in dieser Hinsicht friedvoll ist. Das ist natürlich ein anderer Fall, Leute im Hungerstreik. Aber obwohl sie in gewisser Hinsicht an Hunger sterben, hat zu dieser Zeit der Drang zum Essen und Trinken schon aufgehört. Aber man sollte natürlich schon Medikamente geben, wenn jemand überhaupt irgendwie unruhig erscheint oder ihm auf irgendeine Weise unbehaglich ist.

Ich denke, es ist einfach ganz wichtig, und wir müssen es immer wieder den Familien sagen, daß der Patient beispielsweise nicht mehr als diese paar Schlückchen trinken will, weil er im Sterben liegt. Er stirbt nicht, weil er verdurstet. Der Körper stellt langsam ab, und er hat seine eigene Weisheit.

Aber Sie würden schon sagen, daß dies ein ganz anderes Thema ist als beispielsweise Atemschwierigkeiten, die Sterbende entwickeln?

Nicht alle Patienten, die mit dem Atmen Probleme haben, brauchen eine Tracheotomie, das ist sicher. Die meisten Patienten, die wir sehen, haben keine Atemschwierigkeiten. Manche haben einen rasselnden Atem, und da geben wir Atropin oder Hyazin, die den Schleim austrocknen.

Aber Sie haben selbst gesagt, daß Patienten mit bestimmten Erkrankungen sich davor fürchten, zu ersticken.

Manche Patienten mit Motoneuronenkrankheit fürchten, daß sie einen qualvollen Erstickungstod erleiden könnten. Wenn man sie richtig behandelt, passiert das nicht. Sehr viele dieser Patienten sterben ganz plötzlich. Vor ein paar Jahren ist eine unserer Patientinnen mitten im Aufenthaltsraum plötzlich gestorben. Sie hat einfach nur ein letztes Mal eingeatmet und war tot – ganz friedvoll, ohne irgendein Trauma. Manche halten einfach an.

6 ■ Sterbehilfe und helfen, zu sterben

Was die Verbreitung der Hospiz-Idee anbelangt, so kann man sagen: Cicely Saunders hat ihr Ziel erreicht. Hospiz-Initiativen auf der ganzen Welt haben sich inzwischen ihr Anliegen zu eigen gemacht und setzen sich auf ihre Weise für eine menschenwürdige Sterbebegleitung ein. Daß sie heute aber immer noch an der dem Hospiz-Gedanken zugrunde liegenden Einstellung zu Sterben und Tod arbeitet, zeigt sich ganz deutlich in der Art und Weise, wie sie, sich auf ihre Erfahrung und sachliche Kompetenz berufend, kritisch zum Thema Sterbehilfe Stellung nimmt.

Was an den zahlreichen Artikeln, die Cicely Saunders zu diesem Thema geschrieben hat, auffällt, ist die Betonung konkreter Erfahrungen aus der Arbeit mit Sterbenden. Hinter weltanschaulich verfestigten Positionen steckt häufig vor allem Unwissen über die tatsächlichen Bedürfnisse von Patienten und die medizinischen Möglichkeiten eines würdevollen und schmerzfreien natürlichen Todes. Mit einfachen Worten, die sich aber auf klare wissenschaftliche Erkenntnisse berufen können, will Dr. Saunders dort Vorurteile aus dem Weg räumen: Schmerzen können unter Kontrolle gebracht werden; Schmerzmittel können lange Zeit eingesetzt werden, ohne daß die Dosis gesteigert werden muß; mit der richtigen Unterstützung können viele Menschen bis zuletzt aktiv und bei klarem Verstand bleiben; Begleitung Sterbender in Hospizen, Palliativstationen und zu Hause ist kosteneffektiv.

Ein ‚Recht zu sterben' würde sich hingegen schnell in eine ‚Pflicht zu sterben' verwandeln. Sie würde den Versuch, Menschen bis zuletzt zu helfen, ihre eigenen Fähigkeiten zu entfalten, ins Gegenteil verkehren und denjenigen, die verletzlich sind und unserer Unterstützung bedürfen, den Boden unter den Füßen wegziehen.

■

Sie haben nebenbei schon ein paarmal die Frage der Euthanasie angesprochen, und es gibt auch verschiedene Artikel von Ihnen, die Ihre ablehnende Haltung gegenüber Euthanasie deutlich machen. Beunruhigt es Sie, daß immer mehr Menschen Euthanasie als völlig akzeptabel betrachten?

Das Problem ist, daß niemand für sich wirklich klar definiert, was er damit meint. Und ich werde erneut an den Herausgeber der Medizinethik-Zeitschrift *Bulletin of Medical Ethics* schreiben müssen, denn es scheint mir, daß auch er sich in Mißverständnisse verstrickt hat. Er ist sich, denke ich, nicht im klaren über den Unterschied zwischen der aktiven Tötung eines Patienten und der Absetzung unangemessener Behandlungsmethoden bei einer Person, der man zu einem friedvollen Tod verhelfen muß, weil das das einzig richtige, natürliche ist, was bei ihm oder ihr jetzt noch übrigbleibt. Ich halte es für sehr wichtig, daß wir diese Unterscheidung zwischen Töten und Sterbenlassen aufrechterhalten. Manche Leute sagen, na ja, philosophisch gesehen besteht da kein Unterschied. Und vielleicht besteht wirklich kein Unterschied, wenn wir es einfach nur so betrachten. Wenn Sie aber davon ausgehen, daß ein außerordentlich großer Unterschied zwischen einer akuten Situation und einer chronischen Situation oder einer Situation am Lebensende besteht, dann werden Sie sehen, daß da ein Unterschied ist.

Nehmen wir zum Beispiel zwei Patienten, die beide mit ernsten Atemschwierigkeiten in die Notfallaufnahme kommen. Einer davon ist ein junger Mann nach einem Autounfall. Wenn Sie da nicht alles tun, was Sie können, um seine Atmung zu unterstützen, dann heißt ihn sterben zu lassen ganz sicher dasselbe, wie ihn zu töten. Wenn aber der zweite Patient ein alter Mann ist, der zusätzlich zu einem Bronchialkarzinom eine Lungenentzündung entwickelt hat und der jetzt mit Atembeschwerden zu Ihnen kommt, dann ist nicht jede Maßnahme angemessen, ihn wieder ins Leben zu zerren. In diesem Fall nur palliative Maßnahmen zu ergreifen und ihm damit sein Sterben zu erleichtern, wäre absolut keine Tötung. Es hieße, ihn in einer vollkommen angemessenen Art und Weise sterben zu lassen. Die konkrete Situation, in der Sie sich befinden, macht also einen großen Unterschied zwischen Ihren moralischen Entscheidungen und dem, was von einem abstrakt philosophischen Standpunkt aus richtig sein mag.

Was die Idee anbelangt, offen und unverhüllt ärztlich unterstützten Suizid zu ermöglichen, so zeigt unsere Arbeit, die Patienten zu Hause in die Lage versetzt, selbst über angemessene Schmerzlinderung zu verfügen, daß sie sich eben nicht das Leben nehmen, obwohl sie mit einer Überdosis ihrer Medikamente dazu in der Lage wären. Das ist sehr, sehr selten. Wir hatten bisher nur ganz wenige Fälle. Die Freitod-Rate unter den mehr als 30 000 Patienten, die wir stationär oder zu Hause während all der Jahre betreut haben, liegt unter dem nationalen Durchschnitt. Im Hospiz selbst haben sich drei Freitode ereignet. Drei Menschen, die sich entweder aus dem Fenster oder vom Balkon gestürzt haben. Unter den zu Hause betreuten Patienten haben sich, glaube ich, drei Freitode ereignet. Ein Mann hat sich die Pulsadern aufgeschnitten, und zwei Menschen haben Medikamente genommen, die, wie ich glaube, gar nicht die waren, die wir ihnen verschrieben hatten. Und zumindest einer dieser Patienten hatte eine psychiatrische Krankengeschichte. Die Fälle lassen sich an weniger als zwei Händen abzählen. Und das bei Tausenden und Abertausenden von Menschen.

Menschen bringen sich weit eher zum Zeitpunkt der Diagnose um als später, wenn es auf das Ende zugeht. Wenn das Ende nahe ist, gibt man nicht auf, wissen Sie. Hätten wir aber ein Gesetz, das es Ärzten tatsächlich erlauben würde, Patienten zu töten, würden wir dadurch sehr vielen verletzlichen Menschen den Boden unter den Füßen wegziehen. Das würde sie dazu bringen, zu denken: „Ich bin nur eine Bürde. Ich sollte wohl abtreten." Wenn Menschen um Euthanasie bitten oder sich selbst für den Freitod entscheiden, sind das, glaube ich, immer Menschen, die von denen um sie herum oder auch der Gesellschaft allgemein im Stich gelassen wurden. Wir müssen diese gefährdeten und verletzbaren Menschen vor der Ungeduld von Ärzten, der Gesellschaft und sogar einiger Helfer beschützen. Und ich bin überzeugt, wir können ihnen klarmachen, daß wir eine bessere Alternative anzubieten haben.

Es gibt aber auch Fälle, in denen ein Arzt sagt: „Ich habe einem Patienten zu sterben geholfen." Und das wird in der Öffentlichkeit interpretiert als „Er hat ihm eine starke Injektion gegeben". Aber was er in Wirklichkeit getan hat, ist vermutlich nur, daß er die Menge von Opiaten verabreicht hat, die der Patient brauchte. Und manche Allgemeinmediziner, die zu lange zögern, bis sie Morphium geben, und es nur Patienten geben, die im Sterben liegen, denken: „Ja, das muß am Morphium gelegen haben." Und die Familie des Verstorbenen denkt das dann auch. So ist es aber nicht. Er ist am Sterben gestorben. Das Morphium hat es nur erträglicher gemacht. Also sollten wir genau nachdenken, bevor wir fordern, daß Ärzten das Recht haben sollten, ihren Patienten beim Freitod zu helfen.

Wenn aber die allgemeine Bevölkerung – 70 bis 80 Prozent, oder in der Gegend – in Umfragen sagt, daß Ärzte in der Lage sein sollten, ihren Patienten unmittelbar zu einem leichteren Tod zu verhelfen, dann ist das, wenn man das Wort ‚unmittelbar' streicht, eine sehr vernünftige Aussage. Eine Studie hat sich die Fälle von dreieinhalbtausend Patienten und die Erinnerungen derer, die sie gepflegt haben, angeschaut. Ungefähr 25 bis 28 Prozent derer, die sich um diese Patienten gekümmert haben, haben gemeint, es wäre besser gewesen, wenn sie früher gestorben wären. Aber das waren die jüngeren Leute in Pflegeberufen, die dazu geneigt haben, das zu sagen, nicht die Ehepartner. Viele ältere Menschen werden also von Personen versorgt, die eigentlich denken, es wäre besser für sie, wenn sie tot wären. Wenn man darüber nachdenkt, ist das eine gefährliche Vorstellung.

Und gab es da auch Patienten, die gesagt haben: „Ich wünsche mir Sterbehilfe"?

3,6 Prozent der sterbenden Patienten haben das tatsächlich gesagt. Sicherlich würde diese Zahl steigen, wenn Sterbehilfe legalisiert würde. Trotzdem sind die Menschen, die tatsächlich in dieser Situation sind, nicht diejenigen, die die Legalisierung verlangen. An solchen Ergebnissen orientieren wir uns. Ich halte das für eine sehr wichtige Studie.

Da Sie doch selbst betonen, daß Leute bestimmen dürfen sollten, was für sie gut ist, und ihr Leben selbst bestimmen können sollen, sollten sie da nicht auch selbst entscheiden können, wann sie sterben wollen?

Autonomie ist kein absoluter Wert. Sie muß im Zusammenhang der sozialen Gerechtigkeit gesehen werden. Und wenn eine solche freie Wahl dazu führt, daß Menschen, die gepflegt werden wollen, diese Möglichkeit weggenommen wird und sie unter Druck gesetzt werden, dann ist das eine Art der Freiheit, die man nicht haben darf und nicht haben soll. Wir müssen auch an andere denken – über die Wirkung, die eine Legalisierung des ärztlich unterstützten Freitodes auf die gesamte Gesellschaft haben würde, und besonders auf die, die von uns abhängig und verletzlich sind. Das würde zum Gegenteil dessen führen, was wir eigentlich wollen: den Menschen die Chance zu geben, so aktiv wie möglich zu bleiben und den Respekt der Menschen um sich herum zu genießen. Ich denke also, daß wir Wahlmöglichkeiten haben, aber wir haben nicht die Wahl, etwas zu tun, das andere Menschen um ihre Rechte bringt.

Nebenbei bemerkt hat der Oberste Gerichtshof der USA gerade entschieden, daß es kein verfassungsmäßiges Recht auf den ärztlich unterstützten Freitod gibt, und die nationale Versicherung Medic Aid und verschiedene Bundesbehörden haben gesagt: „Wir werden für keinen ärztlich unterstützten Freitod die Kosten übernehmen." Das wird die Diskussion nicht beenden, aber zumindest hat der Oberste Gerichtshof eine Entscheidung gefällt, und das einstimmig. Interessanterweise hat der Richter, der das Urteil geschrieben hat, diese Situation selbst gekannt, denn seine Frau war an Eileiterkrebs gestorben.

Hat für Sie die Aussage, Autonomie sei kein absoluter Wert, eine religiöse Komponente?

Wenn ich mit anderen Menschen über dieses Thema debattiere, dann sind die meist nichtreligiös. Da wäre es wenig konstruktiv zu sagen, daß ich an die Heiligkeit des Lebens glaube. Also tue ich es nicht. Als Christin habe ich mich auch der Begleitung und Fürsorge verschrieben und nicht der Heiligkeit des Lebens unter allen Umständen. Denn ich denke, daß auch dies kein absoluter Wert ist. Zum Beispiel halte ich es für richtig, daß Tony Bland von den Maschinen abgenommen worden ist. Tony Bland war ein Patient in einem permanent vegetativen Zustand, dessen Fall durch sämtliche Gerichtsinstanzen hier in England ging und einen Präzedenzfall schaffte. Die Richter entschieden schließlich, die künstliche Ernährung sei in diesem Fall keine nutzbringende Behandlung, zu deren Fortsetzung ein Arzt verpflichtet sei, und die Schläuche konnten entfernt werden. Die Behandlung verlängerte nicht ein Leben, sondern sie verlängerte nur ein verlängertes Sterben.

Denken wir an die Tatsache, daß überall im Land Koma-Patienten Betten belegen, die den Menschen fehlen, die beispielsweise eine Nieren-Dialyse brauchen und der Hilfe bedürfen. Ist es da richtig, diese, sagen wir einmal, Travestie des Lebens fortzuführen, wenn diese Patienten keine echten menschlichen Beziehungen mehr genießen können? Wenn ihre Familien sie nach Hause holen wollen und sich, mit Hilfe und Unterstützung von außen, um sie kümmern wollen, dann ist das teuer, aber ich denke, das soll die Familie entscheiden können. Aber ich bin absolut nicht der Meinung, daß jeder Patient in einem permanent vegetativen Zustand weiterversorgt werden muß, da der Entzug von Nahrungsmitteln und ähnlichem gleichbedeutend damit wäre, ihn zu töten. Genauer gesagt ist es ein Sterbenlassen. Hier befinden wir uns in einem viel nebulöseren Bereich als bei den Beispielen, die ich Ihnen vorher gegeben habe. Ich kenne zum Beispiel den Arzt, dem die Neuropathologische Abteilung im Putney-Krankenhaus, eine sehr große Abteilung, untersteht und der wahrscheinlich mehr über Menschen im permanent vegetativen Zustand weiß und darüber, ob man Menschen ins Leben zurückholen kann oder nicht, als irgendein anderer Arzt.

Er denkt, man sollte diese Systeme nicht einfach abschalten und die Patienten dann in der nächsten Woche oder in den nächsten zehn Tagen in den Tod driften lassen, sondern ihnen eine letale Injektion setzen. Aber ich weiß, daß Tony Blands Eltern öffentlich gesagt haben, sie hätten ihn nie so friedvoll gesehen wie in jener letzten Woche, als er langsam davonglitt. Er war natürlich unter angemessener Sedierung. Aber so ist das gewesen.

Das ist immer noch ein sehr schwieriges Gebiet. Ich denke aber, daß das, was ich über den enormen Verbrauch von Ressourcen – und zu welchem Ende? – gesagt habe, nicht einfach beantwortet werden kann, indem man sagt: „Oh, hier geht es um die Heiligkeit des Lebens, das dürfen wir nie fortnehmen." Ich glaube, das ist nicht ganz richtig. Aber da mag man mich von einem philosophischen Standpunkt aus vielleicht für zu pragmatisch halten.

Ihr Gebrauch des Wortes „pragmatisch" erinnert mich an etwas, was mir an Ihrem Einsatz in der Euthanasiedebatte besonders auffiel. Oft, wenn Sie über dieses Thema schreiben, scheint es, als beschrieben Sie einfache und hauptsächlich empirische Tatsachen, die Sie den Menschen einfach mitteilen möchten. So zum Beispiel, wie Sie vorher erwähnten, daß Ihrer Erfahrung nach sehr wenige Menschen in der letzten Phase ihres Lebens den Wunsch nach einem Freitod äußern. Und Sie sprechen von der Verfügbarkeit von Medikamenten, mit denen sich die Schmerzen in fast allen Fällen kontrollieren lassen. Wenn das alles stimmt, warum, glauben Sie, ist es für andere Leute so schwer, zum gleichen Schluß zu kommen wie Sie?

Ich weiß es wirklich nicht. In Amerika ist die Öffentlichkeit noch schlimmer, wenn es darum geht, daß man doch schmerzstillende Mittel verabreichen kann. Das ist schon sehr seltsam. Welchen Grund könnte es geben, einem anderen Menschen Erleichterung vorzuenthalten? Ich finde das sehr sonderbar. Alles nur, weil sie denken: „Oh, man könnte mir vorwerfen, ich hätte seinen Tod beschleunigt." Aber wissen Sie, das liegt sicher zum großen Teil an all den Prozessen, die in den USA laufen. Das halte ich für einen Teil des Problems. Hier werden sie auch immer mehr.

Das zeigt, wie wichtig es ist, mit den Menschen zu sprechen. Lassen Sie mich ein Beispiel geben: Wenn Sie einen Patienten haben, dem mit Hilfe einer Infusionspumpe regelmäßig Schmerzmittel verabreicht werden, und dann stellt sich heraus, daß Sie ihm noch ein paar Injektionen geben müssen, weil er ein zusätzliches orales Schmerzmittel nicht mehr schlucken kann, kann man der Familie sagen: „Das ist das gleiche Medikament, was wir ihm schon vorher gegeben haben. Aber jetzt kann er es nicht mehr schlucken, und wir müssen es ihm spritzen. Durch diese Injektionen selbst wird nichts beschleunigt, sondern es wird nur erträglicher gemacht."

Es ist wichtig, das genau zu erklären, denn „und dann bekam er diese Spritze" ist genau das, was die Angehörigen oft hinterher sagen. Irgendeine Spritze wird immer die letzte sein. Das finde ich in diesem Zusammenhang auch bedenkenswert. Vor ein paar Tagen sprach ich vor einem Auditorium voller Krankenschwestern und kam auch auf diese Frage zu sprechen. Ich zitierte Richter Devlins sehr gute Ansprache an die Geschworenen während einer Verhandlung, in der vor einigen Jahren ein Arzt wegen Mordes angeklagt war: „Wenn das vorrangige Ziel der Medizin, die Wiederherstellung der Gesundheit, nicht mehr erreicht werden kann, bleibt für einen Arzt immer noch sehr viel zu tun. Und er hat dann das Recht, alles zu tun, was angebracht und notwendig ist, um Schmerz und Leid zu lindern, auch wenn die Mittel, die er anwendet, die Nebenwirkung haben, das Leben zu verkürzen.

Das liegt nicht daran, daß Ärzte eine besondere Erlaubnis haben, sondern es liegt daran, daß ein Akt kein Mord ist, solange er nicht Ursache des Todes ist. Wir sprechen hier weder in einem philosophischen noch in einem technischen Sinn von ‚Ursache', sondern wir sprechen von der Ursache, wie sie der gesunde Menschenverstand versteht. Die Todesursache ist die Krankheit oder die Verletzung. Die wohlgewählte medizinische Versorgung, die der Patient erhält und die möglicherweise den Nebeneffekt hat, den exakten Augenblick des Todes festzulegen, ist, wenn wir bei einem vernünftigen Gebrauch des Wortes bleiben wollen, nicht die Todesursache."

Ich denke, das ist etwas ganz Wichtiges, was wir im Kopf behalten sollten – daß die Todesursache die Krankheit oder auch die Verletzung ist, und nicht das, was der Arzt oder die Ärztin tun, um den Schmerz zu lindern, der damit einhergeht. Zu sagen, daß der Patient an der Krankheit stirbt, ist nicht nur aus juristischer Sicht das einzig Vernünftige, sondern auch aus medizinischer Sicht. Es ist unausweichlich, daß es eine letzte Injektion geben wird oder einen letzten Beutel, der an den Tropf gehängt wird. Aber das ist keinesfalls das, was den Tod herbeiführt.

Und das muß man auch den Krankenschwestern sagen. Die fühlen sich hinterher oft schlecht, und sie kommen zu mir, um mit mir darüber zu sprechen. „Sie sind die erste, die sich wirklich einmal mit dieser Situation auseinandergesetzt hat", hat mir noch vor ein paar Tagen jemand gesagt. Aber ich denke, es wird heute immerhin mehr angesprochen und diskutiert als noch vor ein paar Jahren. Trotzdem glaube ich, daß es immer wieder angesprochen werden muß, denn es wird immer wieder eine neue Krankenschwester geben, die es noch nicht gehört hat.

Eins ist, denke ich, ganz wichtig in unserem Arbeitsfeld, vermutlich in jedem Arbeitsfeld: Man darf nie aufhören, das Offensichtliche zu sagen. Denn es mag für Sie offensichtlich sein, aber für die Person, mit der Sie reden, ist es das vielleicht nicht.

Sie haben gesagt, daß Ihr Selbstverständnis als Christin eine Verpflichtung zur Begleitung von Patienten beinhaltet, und ich möchte Sie fragen, was Sie damit genau meinen und warum Sie hier das Wort „Begleitung" verwenden?

Ich verwende es, weil es ein starkes Wort ist, mit vielen Konnotationen. Ich bin froh, daß die bei uns eingerichtete Professur eine Professor für Palliative Begleitung und Richtlinien ist, und nicht nur für palliative Medizin. Vielleicht denken manche Menschen da: „Na ja, das ist ja eine eher weiche Lösung". Aber deshalb haben wir schon immer sehr viel Wert darauf gelegt, daß exakte wissenschaftliche Untersuchungen mit der Freundschaft des Herzens einhergehen müssen – Davids „Herz und Verstand", die beide einfach so wichtig sind. Und das war wohl das Ungewöhnliche an unserer Vision, daß es nicht nur um eine fürsorgliche Gemeinschaft ging. Es ging auch um eine wissenschaftliche, forschende, lehrende Gemeinschaft. Beide Aspekte gehören bei uns untrennbar zusammen.

7 ■ Der Gott der zweiten Chance

Cicely Saunders zitiert oft einen Satz, den die Schwestern am St. Joseph's Hospice manchmal geäußert hätten, wenn sie einen Patienten, der vorher an starken Schmerzen gelitten hatte, nun dank der Schmerzmittel schmerzfrei und gelassen sahen: „Er ist wieder er selbst." Menschen zu erlauben, sie selbst sein zu können und bis zum Schluß ihr Leben in der Hand zu haben, wurde zum zentralen Ziel ihres Einsatzes.

Aus der Erfahrung dessen, zu was manche Menschen fähig sind, wenn sie erst einmal von ihren Schmerzen und ihrer Bedrängnis befreit werden, wuchs bei ihr aber auch eine spirituelle Grundüberzeugung: Es kann nicht sein, so meint sie, daß Menschen, denen es nicht vergönnt war, vor ihrem Tod mit ihrem Leben ins reine zu kommen, im Augenblick ihres Todes einem richtenden Gott gegenübertreten, der sie nur an dem mißt, was sie vielleicht aus eigener Enttäuschung und Verstrickung in ihrem Leben falsch gemacht haben. Sie treten einem Gott gegenüber, der ihnen eine zweite Chance gibt, zu zeigen, wer sie wirklich sein können.

■

Wie würden Sie beschreiben, was Ihrer Meinung nach das Wichtigste ist, weshalb Menschen hier in das Hospiz kommen? Wofür soll ihnen hier eine Möglichkeit gegeben werden?

Es soll ihnen ermöglicht werden, genau das zu tun, was David Tasma getan hat: sich selbst in der Freiheit des Geistes auf die Reise zu machen. Ich halte im Moment oft Vorträge über die Geschichte der Hospiz-Bewegung, und das Dia, das ich meist am Ende dieser Vorträge zeige, ist ein Dia, das ich gemacht habe, als ich zusammen Sue Ryder durch das Konzentrationslager Majdanek geführt wurde. Dort steht eine Säule zur Erinnerung an die Männer, Frauen und Kinder, die in dem Lager starben, und ein Überlebender hat mir erzählt: „Die Deutschen haben uns erlaubt, dieses Denkmal zu machen." Oben auf der Säule sind drei Vögel, deren Flügel ineinander verflochten sind. Aber ihre Beine werden von symbolischen Mauern und Stacheldraht festgehalten. Ihre Füße sind also gefangen, aber ihre Flügel sind frei.

Was die Hospiz-Bewegung zu erreichen versucht, ist, daß Menschen, die das Gefühl haben, in einem schwächer werdenden Körper und vielleicht auch in einem unerfüllten Leben gefangen zu sein, trotzdem irgendwie fühlen können, daß es da noch etwas anderes gibt – daß ihre Flügel frei sind. Diese Vögel in Majdanek haben weiße Flügel, und der Himmel war an diesem Tag ganz blau. Ich richtete einfach meine Kamera nach oben, und ich glaube, das Bild ist eine sehr bewegende Illustration der Aussage: „Es ist nie zu spät, es gibt immer noch Möglichkeiten."

Vielleicht könnten Sie aus Ihrer Erfahrung mit Ihren Patienten etwas mehr dazu sagen, was ein erfülltes Leben bedeutet?

Ein gutes Beispiel für ein wirklich erfülltes Leben war mein Mann Marian, der, als er wußte, daß er an sein Lebensende gekommen war, zu mir sagte: „Ich bin vollkommen glücklich. Ich habe in meinem Leben getan, was ich zu tun hatte. Und jetzt bin ich bereit zu sterben." Er war sicher ein wirklich glücklicher Mensch, daß er so etwas sagen konnte, und ich vermute, daß wahrscheinlich sehr, sehr viele Menschen nicht wirklich das Gefühl hätten, sagen zu können: „Ich habe getan, was ich in meinem Leben zu tun hatte." Aber das ist ja immer so. Niemand ist je eine vollkommene Mutter. Sie ist nur eine Mutter, die gut genug ist. Und wir leben nie wirklich ein vollkommenes Leben. Wir können nur ein Leben leben, das gut genug ist, mit den Voraussetzungen, die wir haben. Wir haben alle unsere Bruchstellen und Unvollkommenheiten. Aber wir alle spüren auch ein tiefes Bedürfnis nach Akzeptanz und Vergebung. Und vermutlich ist die wichtigste Hospiz-Aussage, die schon viele Male zitiert worden ist und die Sie bestimmt auch kennen: „Du bist wichtig, weil du bist, wer du bist." Es steckt etwas sehr Wertvolles in dir, und wir sind glücklich, dem begegnen zu dürfen.

Und das gilt, selbst wenn es sich vielleicht um einen schrecklich schwierigen Menschen dreht. Es gibt Situationen, in denen sehr viel Arbeit nötig ist. Ich bereite im Moment einen Vortrag zum Thema ‚Vergebung' vor, den ich in einem Beratungszentrum halten werde – „Es ist nie zu spät". Ich werde anfangen mit der Geschichte eines unglaublich schwierigen Menschen, der bis zu seinem Ende unangenehm und schwierig war. Ich kam selbst mit dieser Geschichte in Berührung, weil Marian über die Weihnachtstage für die letzten sechs Wochen seines Lebens ein Einzelzimmer auf der Rugby-Station hatte – es gibt dort zwölf Einzelzimmer. Und dort hatte dieser wirklich unangenehme Mann ein Stück weiter den Korridor entlang sein Zimmer. Er hatte seine Kinder schlecht behandelt, war aggressiv und ein wirklich besonders anstrengender Mensch, der auch nie in irgendeiner Form gesagt hat, daß es ihm leid täte.

Seine Tochter, vermutlich durch seine zunehmende Hilflosigkeit ein wenig milde gestimmt, nutzte nun die Zeit, die er bei uns verbrachte, um einige der Dinge aufzuarbeiten, die geschehen waren, und ihm zu vergeben. Denn sie war entschlossen, ihr Kind besser zu erziehen. Ihr Sohn war ungefähr zweieinhalb. Ich sah ihn oft, während er mit seinem Dreirad den Korridor hinauf- und hinunterfuhr. Sie war entschlossen, ihrem kleinen Jungen eine andere Kindheit zu ermöglichen, als sie sie gehabt hatte, und deshalb vergab sie ihrem Vater, was er ihr angetan hatte, und ich glaube, sie tat es auf eine wundervolle Weise. Und als der Mann schließlich starb, war sie in der Lage, einiges von ihrer sehr berechtigten Wut loszulassen.

Ihr Bruder weigerte sich, seinen Vater auch nur einmal zu besuchen. Und dann kam er doch, gerade als der alte Mann starb. Er starb am ersten Weihnachtstag. Und ich erinnere mich noch, daß es ein sehr schwieriger Tag auf der Station war, denn der Krankenschwester ging es auch nicht gut, war es doch der Jahrestag des Todes ihres eigenen Vaters. Trotz ihrer eigenen Belastung konnte sie aber den Sohn ermutigen, bei den letzten Diensten an seinem Vater mitzuhelfen, als er gestorben war. Und er hat ihn dann tatsächlich rasiert, was man wirklich als eine Geste der Vergebung ansehen kann. Mit diesem Beispiel werde ich den Vortrag anfangen und sagen, daß sich so etwas auf viele verschiedene Arten ereignen kann. Gleichzeitig bin ich überzeugt, daß sich so etwas auf einer normalen Krankenhausstation nicht hätte zutragen können.

Nun, in diesen Wochen machte jeder von uns sehr viel durch. Und doch ist es eine wunderbare Geschichte der Vergebung. Es ist doch wirklich unglaublich: Da war das langsame, vorsichtige Vergeben der Tochter, das sich über eine lange Zeit hinzog, und da war diese letzte Geste des Sohnes. Beide wurden auf ihre Art möglich gemacht durch die Begleitung, die Atmosphäre des Willkommenseins und die Ruhe, die das Hospiz anbieten kann.

Ich denke, was diese junge Frau getan hat, war wirklich wunderbar, auch wenn es in gar keinem eindeutig religiösen Zusammenhang stattfand. Es war einfach ein wunderbares Beispiel für Vergebung. Ein solches Beispiel läßt uns aber fragen: „Wie kann es auf der anderen Seite des Todes keine Vergebung geben, wenn diese Tochter ihren Vater mit ihrer Vergebung hat in den Tod gehen lassen?" Ich glaube, es wäre vollkommen unmöglich, in einem Hospiz zu arbeiten oder überhaupt den Tod um sich herum zu erleben und an der Vorstellung eines Richtspruchs festzuhalten, der im Augenblick des Todes auf uns herniederfährt und der uns keine zweite Chance einräumt. Damit könnte man einfach nicht leben. Diese Geschichte ist aber auch eine Illustration dessen, wie wir uns das Geheimnis, dem wir unsere Patienten übergeben, vorzustellen haben: Sie gehen ein in ein Geheimnis der Liebe und des Verständnisses – falls sie es ertragen können, und hoffentlich kommt der Punkt, an dem sie das können.

Ich halte das Fegefeuer für eine hervorragende Idee. Was ich damit meine, ist, daß die Idee des Fegefeuers erfunden worden sein muß, weil die Menschen die Vorstellung „Jetzt ist der Moment gekommen, und später gibt es keine zweite Chance" nicht aushalten konnten. Genausowenig konnten sie wohl den Gedanken aushalten: „Ich bin nicht bereit, ins Paradies einzugehen, zerlumpt und schmutzig wie ich bin, brüchig und fehlerhaft. Viel muß noch getan werden."

Ich halte diese Geschichte für ein wunderbares Beispiel für das Denken, das hinter der Hospiz-Bewegung steht. Der Vorschlag der Krankenschwester, daß der Sohn seinen Vater ja rasieren könne, war wirklich ausgesprochen einfühlsam.

Ja, und andere Leute haben ähnliche Dinge getan. Die Sozialarbeiterin wußte auch, was da vor sich ging, und ich bin sicher, sie hat die Krankenschwester unterstützt. Ich kenne sie, sie ist eine hervorragende Sozialarbeiterin. Eine sehr zärtliche und verständnisvolle Frau. Sie half dabei, der jungen Frau die Kraft zu geben, das zu tun, was sie getan hat, und brachte alles zum Tragen, was das Hospiz zu bieten hat – die Schmerzlinderung und alles andere –, um einen Raum zu öffnen, in dem diese Beziehung so stattfinden konnte.

Diese Geschichte erinnert mich an etwas, das Sie geschrieben haben: „Wir können nicht ändern, was geschehen ist oder was wir getan haben. Aber wir können zu der Überzeugung hinfinden, daß die Bedeutung der Vergangenheit verändert werden kann." Das halte ich für eine bemerkenswerte Aussage. Es läßt sich nachvollziehen, wie sich die Bedeutung der Vergangenheit für die Familie des Patienten verändern kann, und das ist auch schon sehr wichtig. Aber ich denke, in diesem Zusammenhang geht es auch darum, die Bedeutung der Vergangenheit für den sterbenden Menschen selbst zu verändern.

Ich bin der festen Überzeugung, daß dieser Mann einem völlig verständnisvollen und liebenden Gott begegnet. Trotzdem muß er aber auch einen vollständigen Prozeß der Einfühlsamkeit und auch der Wiederherstellung durchlaufen. Ich meine, es wird ihm nicht leichtgemacht, nur weil seine Tochter ihm vergeben hat. Das andere wird nicht einfach weggewischt. Denn er ist derjenige, der diese Dinge getan hat. Aber sie hat in gewisser Weise dazu beigetragen, daß sie eine andere Bedeutung bekommen. Jetzt muß er das Seine dazutun – in der vollkommenen Angenommenheit, aber auch der vollkommenen Reinheit und des Gottes, an den ich, denke ich, glaube.

In einem Buch von John Austin Baker, dem früheren Bischof von Salisbury, gibt es ein Kapitel, nein, eigentlich sind es nur ein paar Seiten, die ich in dieser Hinsicht außerordentlich hilfreich gefunden habe. Er spricht über Dinge, mit denen ich auf meine Art schon lange gerungen habe. Wie es zum Beispiel ist, jemandem anzusehen und zuzusehen, wie er hinübergeht in die Ewigkeit. Ich kann einfach nicht glauben, daß es eine plötzliche Leere ist, ein Abschalten. Sondern es ist ein anderes, neues Abenteuer und ein Geheimnis, aber ein Geheimnis der Liebe. Das muß ich neben das stellen, was ich als Protestantin gelehrt worden bin, daß am Ende des Lebens nichts mehr verändert werden kann. Ich weiß, daß das so nicht wahr sein kann. Aber John Austin Baker setzt sich damit wirklich direkt auseinander, indem er fragt, wie wir glauben können, daß Gott uns während unseres ganzen Lebens voller Verständnis, Liebe und Vergebung begegnet, aber in dem Augenblick, in dem wir sterben, wird er nur noch ein Richter. Und er richtet nicht im Sinne eines Berichtigens, denn so verstehe ich das Wort ‚richten' in den Psalmen, sondern er richtet im Sinne von ‚bestrafen'. Ich mache mir große Sorgen und bin sehr traurig über die Fundamentalisten, die das so lehren – daß wir verloren sind, wenn wir nicht im Laufe unseres Lebens die Sicherheit eines festen Glaubens erreichen. Ich kann einfach nicht glauben, daß Gott es zuläßt, den größten Teil seiner Schöpfung zu verlieren.

Aber vor dem Tod liegen einige Tage, einige Wochen oder einige Monate, denen Sie besonders viel Aufmerksamkeit schenkten. Und Sie haben gesagt, daß diese Zeit manchmal die wichtigste in unserem Leben sein kann.

Es kann ein letztes In-Ordnung-Bringen stattfinden. Manchmal auch ganz ohne Worte. Manche Patienten kommen zu uns und sagen: „Nein, ich möchte nicht über das Ende nachdenken" oder: „Ich habe genug geredet." Wir vermuten, daß diese Menschen wahrscheinlich, bevor sie hergekommen sind, mit anderen Menschen über die wichtigsten Dinge gesprochen haben, und jetzt wollen sie nur noch in Stille warten. Aber andere Leute benutzen die Zeit hier, um wirklich hart zu arbeiten. In den Familientreffen – wir initiieren solche Treffen zwischen der ganzen Familie, der Krankenschwester, dem Arzt und der Sozialarbeiterin schon seit langem – wird dann tatsächlich oft ungeheuer viel gearbeitet.

Können wir Ihrer Meinung nach daraus auch etwas für die Fälle lernen, in denen Menschen plötzlich gestorben sind, oder wenn Kinder gestorben sind, bei denen wir nicht wirklich sagen können, daß sie all ihre Fähigkeiten haben entwickeln können?

Nein, Kinder haben eine Art Unschuld für die Ewigkeit. Aber ich denke auch, daß ein plötzlicher Tod oder ein plötzlicher Freitod besonders schwer sind.

In der religiösen Zeitschrift *The Tablet* stand vor kurzem ein beeindruckender Artikel von Michael Mayne, dem ehemaligen Dekan von Westminster. Sein Vater, auch ein Kleriker, nahm sich das Leben, als Michael vier Jahre alt war, indem er sich vom Kirchturm stürzte. Und hier haben wir jetzt einen ganz wunderbaren Artikel darüber, wie sechzig Jahre später der Vikar dieser Kirche an Michael Mayne schreibt und ihm sagt: „Es gibt hier immer noch Menschen, die sich gut an Ihren Vater erinnern. Ich würde gerne einen Gottesdienst abhalten und eine Gedenktafel für ihn anbringen lassen." Der Artikel ist der Text einer Predigt, die Michael Mayne vor einer Klerikerkonferenz oder einem Kongreß in St. Paul's über dieses Ereignis gehalten hat. Jetzt konnten seine Mutter, inzwischen 94, die Kinder, Enkelkinder und Urenkel zu diesem Gottesdienst kommen, um eine Art Abschied zu feiern und auch so etwas wie Heilung zu erleben. Der Artikel endet mit den Sätzen: „Der Gott, den Jesus Christus uns nahebringt, ist nicht nur unser Schöpfer, der das Innerste unserer Herzen kennt, sondern auch unser Erretter, der, wenn wir uns in Reue zu ihm wenden, uns schon vergeben hat und uns zu Hause willkommen heißt. Mein Vater wird es auch ohne mich gewußt haben, aber ich bin der Überzeugung, als er in seinen Tod fiel, ist er im tiefsten Sinne des Wortes aufgefangen und gehalten worden in den immerwährenden Armen dessen, der der gnädige und liebende Vater von uns allen ist." Und das ist, denke ich, was auch ich glaube. Sehen Sie, da gibt es diesen Pfarrer, der sich in tiefster Verzweiflung selber tötet, und damals durfte er natürlich nicht in geweihtem Boden begraben werden oder so etwas. Und trotzdem gibt es eine Begegnung mit Gott und eine Art Verständnis. Und das war immer meine Grundüberzeugung, seit ich angefangen habe, mit Menschen zu arbeiten, die sich ihrem Ende gegenübersehen: daß es kein Ende ist, sondern daß Gott ein Gott der zweiten Chance ist.

Sind Sie der Überzeugung, daß das, was Sie als die Fülle des Lebens beschreiben, die Ihre Patienten noch in diesen letzten

Tagen erleben können, nur in einem religiösen Zusammenhang wirklich verstanden werden kann?

Nein. Ich bin zum Beispiel der Meinung, daß die Fähigkeit dieser jungen Frau, ihrem Vater zu vergeben, nichts mit einer religiösen Grundüberzeugung zu tun hatte. Ich denke, Menschen können loslassen, können Dinge von sich legen und denken: „Das ist es jetzt", ohne jeglichen religiösen Aspekt. Aber ich denke, wir können miterleben, wie diese Menschen tatsächlich in Stille loslassen, oder auch wirklich kämpfen bis zum Ende, und beides ist ganz typisch für diese Patienten, und wir können zu beidem sagen: „Es ist gut."

Aber wissen Sie, schon vor langer Zeit, als ich 1966 einen Lehrauftrag an der Yale University hatte, bin ich einmal von jemandem gefragt worden: „Denken Sie, diese Art von Arbeit muß eine religiöse Grundlage haben?" Und während ich zu antworten anhob, wußte ich, wenn ich jetzt ja sagen würde, würde ich damit Türen zuschlagen. Und ich wollte doch so viele wie möglich öffnen und diese Art von Begleitung so weit wie möglich verbreiten. Deshalb antwortete ich: „Nein, das denke ich nicht. Aber ich glaube, daß wir uns um irgendeine Form von philosophischer Grundlage bemühen müssen." Das wäre sicher für viele eine andere Philosophie als meine. Aber es könnte doch für jeden einzelnen trotzdem die richtige sein.

8 ■ Tod und Verlust

Die BBC zeigte 1998 innerhalb einer Sendereihe über die Stadien des menschlichen Lebens zum ersten Mal den Augenblick, in dem ein Mensch stirbt, im Fernsehen. Das Film-Team hatte über Monate hinweg einen Mann begleitet, der wußte, daß er bald sterben würde. Herbie Mowes, der an Krebs litt, hatte gesagt, daß „jeder sehen soll, wie ein Mensch eine Krankheit wie diese bewältigen und das Beste aus dem Ende seines eigenen Lebens machen kann", und hatte sich dafür ausgesprochen, daß die Kameras auch im Augenblick seines Todes nicht ausgeschaltet werden sollten.

In der Diskussion, die anläßlich dieses Fernsehprogramms in der britischen Presse begann, nahm auch Cicely Saunders Stellung. In zwei Zeitungsartikeln spricht sie ihre Bewunderung für diesen Mann aus. Sie muß eine gewisse Seelenverwandtschaft mit ihm gespürt haben, weil er auf seine Weise zu etwas beitragen wollte, das auch ihr sehr am Herzen liegt: dem Tod den Status eines ‚Tabuthemas' zu nehmen. Das angeblich ‚taktvolle' Aussparen des Themas, das heute so häufig ist, ist weder ein Ausdruck des Takts noch des Mitgefühls, so sagt sie. In Wirklichkeit degradiert es das Leben, das da zu seinem Ende gekommen ist, genauso wie den Tod, der es beendet hat.

Teil von Cicely Saunders' Arbeit war schon immer der Einsatz dafür, daß Menschen zu einem natürlichen Umgang mit dem Tod zurückfinden können. Das Wort ‚natürlich' ist dabei wichtig: Zu sterben ist genauso natürlich wie geboren zu werden. Statt daß uns dies aber zu einem leichtsinnigen Umgang mit dem Tod bringen sollte, sollte es uns erst wirklich klarmachen, um was es in der Sterbebegleitung wirklich geht: Mutter und Kind brauchen bei der Geburt oft Hilfe. Wenn ein Mensch stirbt, brauchen er und seine Angehörigen oft genauso Hilfe.

■

Sie haben sicher in den Jahren Ihrer Arbeit miterlebt, wie sich das Verständnis der Menschen davon, was geschieht, wenn ein Mensch krank wird und stirbt, verändert hat. Ich vermute, daß heute viele Menschen ein eher mechanistisches Verständnis ihres eigenen Körpers haben.

Wir haben hier eine sehr aufmerksame Wissenschaftlerin, die eine Untersuchung über spirituelle Bedürfnisse im Hospiz gemacht hat. Und das Ergebnis ihrer Untersuchung war, daß die Menschen einfach keine religiöse Sprache mehr haben. Einige schon noch. Zum Beispiel hatten wir gestern einen Patienten, über den ich heute morgen mit dem Hospizpfarrer gesprochen habe, der ganz ausdrücklich nach einem Geistlichen gefragt hatte, mit den Worten: „Ich brauche Vergebung." Das war jemand, dem Priesterkragen und Absolution an sich ein Bedürfnis waren. Aber andere Menschen formulieren es nicht so. Trotzdem gibt es eine Art Volksempfinden oder eine Erinnerung daran, daß das irgendwie nicht das Ende dieses bestimmten Menschen ist und daß die Verbindung mit der Familie oder der geliebten Person fortzubestehen scheint.

Ungefähr einmal im Monat veranstalten wir einen Gottesdienst des Gedenkens und des Dankes. Etwa ein Jahr nachdem ein Patient gestorben ist, sei das hier im Hospiz gewesen oder jemand, den wir zu Hause betreut haben, werden die Angehörigen von unserem Pfarrer noch einmal hierher in die Kapelle eingeladen. Meistens kommen bis zu 120 Personen. Zum Teil ist das die ganze Großfamilie, manche kommen aber auch allein, und nicht alle gehen auf dieses Angebot ein. Von denen, die kommen, sind fast 60 Prozent nicht mehr mit irgendeiner Art von Kirche verbunden. Dennoch reagieren sie auf die Einladung unseres Pfarrers, und sie sind auch für den Gottesdienst, den wir veranstalten, empfänglich. Wie gesagt, wir müssen diesen Gottesdienst auf monatlicher Basis anbieten, weil so viele Menschen teilnehmen wollen und wir sie nicht alle auf einmal in der Kapelle unterbringen können. Aber so 120 passen ungefähr bequem hinein. Einmal hatten wir 150, und das war schon ein ziemliches Gedränge. Ich heiße immer alle am Anfang willkommen, und ich treffe sie einzeln, wenn sie wieder hinausgehen. Und viele der Teilnehmer an diesen Gottesdiensten sagen, das sei genau das gewesen, was sie gewollt hätten.

Wir haben einmal eine Umfrage gemacht. Das war an einem Tag, an dem 70 Leute da waren. Wir baten sie, nach dem Gottesdienst einen Fragebogen auszufüllen. Deshalb wissen wir, daß fast 60 Prozent mit der Kirche keinen Kontakt mehr haben. Wir haben sie befragt über die Gebete, die neu sind, die Lieder, die die traditionellen sind, das Anzünden der Kerzen, die Predigt und so weiter. Wir haben sie bewerten lassen, ob es zuviel, zuwenig oder genau richtig war. Und fast alle von ihnen fanden es gerade richtig.

Es gibt also immer noch einen Platz für Rituale. Und über die Jahre hinweg haben wir gelernt, sie so zu präsentieren, daß die Familien von Patienten, die hier gestorben sind, es annehmen. Menschen suchen immer noch nach etwas, das ihnen eine Chance gibt, vielleicht einige ihrer traurigen Erinnerungen loszulassen, das Ganze des gemeinsam verbrachten Lebens zu betonen, Danke zu sagen und auf ihre Art den Menschen zu grüßen, der gestorben ist. Wenn ich am Anfang ein paar einleitende Worte sage, versuche ich, allen das Gefühl zu geben, daß sie wirklich willkommen sind, besonders wenn sie allein gekommen sind. Dann sage ich etwas über Erinnerungen, die es sowohl schwerer als auch leichter machen können. Und ich sage etwas darüber, daß wir das Leben als Ganzes betrachten sollen, und nicht nur die letzten Momente, die vielleicht verwirrt waren. Und immer habe ich das Gefühl, daß weit mehr als nur die Erinnerungen an die Menschen, deren Andenken wir feiern, unter uns ist.

Natürlich ist das etwas, was in mir stattfindet. Aber die Art und Weise, wie die Menschen auf diese Gottesdienste reagieren, scheint mir doch zu zeigen, daß es noch immer ein Bedürfnis nach Ritualen gibt. Natürlich muß man sehr vorsichtig sein, um ein Ritual zu schaffen, was immer noch angemessen ist. Der Gottesdienst findet in einer christlichen

Kapelle statt, mit einigen traditionellen christlichen Liedern, aber die Gebete sind viel offener, einfach nur an den ‚allmächtigen Gott' oder ‚Vater'. Und dann haben wir vielleicht einen Text von Rabindranath Tagore und einen jüdischen Text. Das macht es alles sehr offen, aber bestimmt nicht säkular. Menschen liegt viel daran zu kommen, und sie erleben es als etwas, das einem Bedürfnis entgegenkommt. Solche Dinge wie das Entzünden von Kerzen bedeuten auch heute noch etwas für die Menschen. Manchmal schicken wir den Menschen auch vor dem Gottesdienst ein Blatt Papier und fordern sie auf, den Namen des Menschen, an den sie denken, daraufzuschreiben und es vielleicht mit einem Gebet zu versehen, oder einem Bild, das ein Kind gemalt hat, oder was auch immer diese Menschen mit dem oder der Verstorbenen besonders verbindet. Das wird dann alles während des Gottesdienstes nach vorne gebracht mit einem besonderen Gebet: „Wir bringen diese Erinnerungen." Und heute verlesen wir auch die Namen, was wir früher nicht getan haben. Die Namen der Menschen, an die gedacht wird.

Obwohl wir in einer ziemlich materialistischen Welt leben und obwohl nur so wenige Menschen wirklich in die Kirche gehen, sagen 60 bis 70 Prozent der Leute: „Ja, wir beten" und haben eine Art Glauben an „einen Gott". Und obwohl all diese Aussagen sehr unbestimmt bleiben, suchen diese Menschen doch etwas, was diesen Teil in ihnen berührt. Wir leben in einer säkularen Gesellschaft, aber es ist eine säkulare Gesellschaft mit vielen spirituellen Bedürfnissen.

Auch wenn es also eine säkulare Gesellschaft ist, haben Sie immer noch sehr viel Hoffnung darauf, daß das nicht alles ist und daß die Menschen in dieser Gesellschaft nicht nur säkular empfinden. Auch wenn spirituelle Themen meist im Hintergrund bleiben, kommen sie in bestimmten Situationen doch zum Vorschein.

Aber das drückt sich nicht immer notwendigerweise in religiösen Begriffen aus. Ich habe großes Vertrauen darauf, daß es dem Heiligen Geist möglich ist, anonym unter jedweden Umständen seine Wirkung zu tun. Was die spirituellen Ansichten unserer Patienten und ihrer Familien angeht, lassen wir sie die Führung übernehmen und versuchen herauszufinden, was ihnen etwas bedeutet.

Menschen kommen hier nach St. Christophers und sagen: „Dies ist ein so friedvoller Ort. Es ist so hell und so luftig. Hier fühle ich mich sicher." Und zumindest einige von uns haben das Gefühl, daß auch Gott hier ist, und nicht nur wir. Wir müssen nicht unbedingt von ihm sprechen, aber es bleibt bei dem allgemeinen Gefühl, daß dies irgendwie ein sicherer Ort ist, dabei – daß man dem Geheimnis, dem sie entgegengehen, vertrauen kann.

Besteht in dem Bedürfnis nach einem Ritual, das Sie bei den Menschen, die hierherkommen, feststellen, nicht auch eine gewisse Gefahr? Inwiefern, denken Sie, nehmen diese Menschen etwas mit nach Hause? Es könnte ja auch sein, daß sie denken: „Dies ist ein Teil meines Lebens, der mit dem Rest sehr wenig zu tun hat."

Ja, natürlich. Aber Sie werden nie bei allen Menschen erfolgreich sein. Ich glaube, manchmal ist es wichtig, nicht „Friede, Friede" zu sagen, wenn kein Friede herrscht. Und jeder Mensch hat so viele Gefühle und andere Dinge, mit denen er oder sie fertig werden muß. Ich denke, alles, was wir tun können, ist anzubieten, was offenbar dankbar angenommen wird. Den Rest, würde ich sagen, müssen wir dem Heiligen Geist überlassen.

Es könnte aber noch eine andere Gefahr geben. Manche Patienten, oder ihre Familien, greifen nach jedem Strohhalm, wenn sie in so eine Krise kommen. Und es gibt, denke ich, viele Leute, die versuchen, ihnen einfache Antworten anzubieten, wo es keine einfachen Antworten gibt.

Sicher. Ich denke zum Beispiel an diejenigen, die sagen: „Wenn du nur den rechten Glauben hast, wird es dir bessergehen." Damit führen sie Menschen dazu, sich schuldig zu fühlen, wenn es nicht besser wird. Oder wenn Menschen zum Beispiel zum Bristol Cancer Help Centre gehen, einer wohltätigen Stiftung, weil sie sich über Dinge wie Diäten, bildhafte Vorstellungstechniken oder verschiedene Arten der Meditation auskennen wollen. Das ist natürlich gut, weil es ihnen das Gefühl gibt, die Sache in der Hand zu haben. Wir bieten ja unseren Patienten ganz ähnliches an. Aber ich denke, es gibt da eine sehr gute Passage bei Teilhard de Chardin, „Die Heiligung unserer Passivitäten", wo er davon spricht, daß ich mich wehren muß, solange es nur irgend geht, bis ich irgendwann ganz tief an den Punkt gelange, wo ich mich nicht mehr wehren kann. Das ist der Punkt, an dem ich mich selbst in meiner tiefsten Ergebung Gott ausliefern kann.

Wir werden alle einmal sterben. Wir können nicht für immer am Leben bleiben. Woran man auch glaubt, was immer man tut, früher oder später kommt man ans Ende. Man mag vielleicht am Anfang noch sehr viel selbst bestimmen können, aber das geht nicht auf ewig so weiter. Ich bin heutzutage natürlich nicht mehr selbst klinisch tätig, aber ich weiß von Menschen, die vielleicht zwei oder drei Monate lang zu Hause betreut wurden und dann für ihre letzten paar Tage hier ins Hospiz kommen. Sie haben normalerweise schon einen ganz langen Prozeß hinter sich gebracht, in dem sie Stück für Stück losgelassen haben. Das ist kein Prozeß des Aufgebens, sondern des Loslassens, und Patienten müssen oft schwer daran arbeiten. Und dabei müssen wir ihnen helfen.

Man kann natürlich nicht sagen, daß jeder Patient im Hospiz völlig von Schmerzen befreit sei, den Tod vollkommen akzeptiert und herrlich sterben wird. Das ist einfach nicht wahr. Sterben kann harte Arbeit sein für den, der stirbt, für seine Familie, und für die, deren Beruf es ist, sich um ihn zu kümmern. Ich denke, daß viele Leute, wenn sie an ‚Hospiz' denken, an ein Gebäude denken. Das soll Hospiz nicht bedeuten. Es bedeutet Einstellungen und Fähigkeiten, und die können überall sein. Und dazu gehört auch, daß man das richtige Gleichgewicht findet. Manche Menschen sagen, sie seien gegen eine ‚Medikalisierung des Todes'. Ich möchte bitte schön Medizin haben, wenn ich sterbe. Ich möchte meine Schmerzpräparate. Ich möchte eine tüchtige, professionelle Krankenschwester haben, wenn es nötig ist. Aber dies ist eine interdisziplinäre Situation, in der Ärzte, Krankenschwestern, Sozialarbeiter, Geistliche, ehrenamtliche Helfer und die Familie zusammenarbeiten müssen und zusammen entscheiden müssen, wo das richtige Gleichgewicht liegt.

Sagen Sie doch bitte noch etwas mehr darüber, was Sie selbst über den Tod gelernt haben. Sind Sie durch Ihre Arbeit zu einem neuen Verständnis von Tod und Sterben gekommen?

Ich glaube nicht, daß ich es mir nur selber habe angenehm machen wollen mit dem Gedanken, es werde schon alles gut werden, und dies sei die beste aller möglichen Welten. Aber ich bin so vielen sterbenden Menschen begegnet, die Frieden oder Versöhnung gefunden haben oder die Durchhaltevermögen, Humor oder Mut gezeigt haben. Deshalb bin ich immer mehr zu der sicheren Überzeugung gekommen, daß das nicht das Ende ist. Man sieht, wie der Körper immer schwächer und schwächer wird, der Geist aber nicht. Dieser Geist bleibt da, und wenn jemand tatsächlich stirbt, geht zwar hier das Licht aus, aber, ich meine, Materie und Energie werden nicht zerstört. Sie werden verändert. Und ich kann einfach nicht glauben, daß die feinsinnigste Energie und Materie, der menschliche Verstand und die Persönlichkeit, die diesen Verstand gebraucht, einfach ausgelöscht werden. Das kann ich einfach nicht. Ich bin keine Wissenschaftlerin, die solche Dinge wie Bewußtsein verstünde, aber je mehr ich davon sehe, und da ich so vielen Menschen begegnet bin, die ans Ende ihres Lebens gelangt waren, habe ich doch mehr und mehr das sichere Gefühl, daß all das verändert wird, aber es hört nicht auf.

Das wirkt auf mich wie ein sehr wissenschaftliches Verständnis dessen, was geschieht, wenn Menschen sterben. Sie sprechen von verschiedenen Elementen oder verschiedenen Aspekten, von denen wir einen verschwinden sehen, aber nicht glauben können, daß er wirklich fort ist. Was ist es, was da verschwindet?

Ich weiß es nicht. Aber ich erinnere mich an etwas, das schon eine ganze Weile her ist. Einem Mann, der, glaube ich, an einer unheilbaren Motoneuronenkrankheit litt, blieb ganz plötzlich die Luft weg. Und ich saß auf seinem Bett und hielt ihn, während jemand anders forteilte, um eine Spritze zu holen. Und ich glaube, ich habe so etwas gesagt wie „Der Herr ist mein Hüter". Ich habe ihm direkt in die Augen gesehen, und da war wirklich ein Moment, in dem das Licht ausging. Es hat einen ziemlichen Eindruck bei mir hinterlassen.

Und ich erinnere mich auch daran, wie unsere Oberin einmal bei einem Mann am Bett gesessen hat, der im Sterben lag. Er hatte keine Familie oder sonst jemanden, der bei ihm gesessen hätte. Und sie sagte, es gab da einen Moment, als alle Linien und Falten in seinem Gesicht ganz ruhig und entspannt wurden. Einen Augenblick des stillen Friedens. Und sie sagte: „Hätte ich nicht schon vorher geglaubt, daß er an einen anderen Ort geht, hätte ich es dort zu glauben gelernt."

Ich glaube mich zu erinnern, daß Sie einmal gesagt haben, im Tod oder während des Sterbens durchlebten die Menschen das Leid Jesu.

Ich bin überzeugt, daß er sie auf eine Art begleitet. Eigentlich ist es also gerade anders herum. Er teilt ihr Sterben, und nicht sie teilen sein Sterben. Gerade heute morgen habe ich etwas gelesen, über Juliana von Norwich und ihre Sehnsucht danach, mit Liebe das Leid mitzuerleben, das seine Freunde erlitten, als sie bei ihm am Kreuz standen. Und dieser Text endet mit einem Gedicht einer Nonne über das Teilhaben:

Er lädt dich ein, teilzuhaben an seinem Kreuz
Das ist nicht leicht
Ein Kreuz, das nicht verwundet, ist kein Kreuz
Das ist, was Kreuzigung bedeutet: Geschehen zu lassen
Das ruft er dich auf zu tun: Laß es geschehen in mir
Auch wenn wir nie gerufen werden,
geschehen zu lassen wie er
Er allein nahm diese Medizin
Ist doch für immer unser „Laß es geschehen" in ihm
Und nie mehr vergebens

Dieses Gedicht faßt wirklich zusammen, was ich glaube. Wir mögen nie irgend etwas zu einem Patienten gesagt haben, von dem wir glauben, daß es wirklich geholfen hat. Aber wir sind nicht die einzigen, die da sind. Wie ich einmal geschrieben habe: „Leiden war – und ist – der Ort, wo Christus geehrt wird. Er ist da, ob er erkannt wird oder nicht. Die einfachen Wahrheiten, die er so viel besser versteht, als wir es je können: daß auch er solche Abhängigkeit kannte, daß auch er sogar sein eigenes Kreuz hat von einem anderen tragen lassen müssen – diese Wahrheiten scheinen auch für Ohren, denen sie ganz ungewohnt sind, eine Bedeutung zu haben und kaum der Erklärung zu bedürfen. Ich denke, das liegt daran, daß Menschen, die so sehr leiden, dort sind, wo Jesus sich am tiefsten mit uns identifiziert." Ich glaube, wer ohne diese Sicherheit auf unserem Gebiet arbeiten muß, hat es wesentlich schwerer als ich. Und ich empfinde große Bewunderung für Menschen, die wirklich glauben, daß dies das Ende ist, und trotzdem fähig sind, immer weiterzumachen.

In Zeitschriften-Fragebögen, in denen berühmte Menschen verschiedene Dinge gefragt werden, findet sich oft die Frage „Wie möchten Sie sterben?" Sehr viele Menschen antworten darauf so etwas wie „im Schlaf" oder „plötzlich".

Ich nicht. Ich möchte wirklich die Möglichkeit haben, sagen zu können: „Es tut mir leid" und „Danke" und „Lebewohl" und „In deine Hände ..." Das hat Marian wirklich wunderbar getan. Meine persönliche Assistentin, Christine, sagt, sie rechne immer damit, eines Tages hereinzukommen und mich hier über meinem Schreibtisch zusammengesunken zu finden. Aber so möchte ich nicht sterben. Ich möchte es wissen.

Das ist wahrscheinlich sowieso eine sehr moderne Sache, daß die Menschen es nicht wissen wollen.

Sicher. Der Gedanke, sich auf den „guten Tod" vorzubereiten, und die Idee des geheiligten Lebens und geheiligten Sterbens bei Jeremy Taylor und die ganze mittelalterliche Tradition dessen, was, glaube ich, „seine Seele zu machen" genannt wurde – all das gibt es seit langer Zeit. Die Idee, daß das Leben einfach ausgelöscht wird, wie es so viele Menschen heutzutage denken, ist eine sehr moderne Erscheinung. Und doch, wenn die Familien zurückkommen, um an den Erinnerungs- und Dankgottesdiensten teilzunehmen, empfindet man sehr stark, daß sie fühlen, daß der Mensch, an den sie denken, immer noch um sie ist. Es gibt ein Buch, für das jemand Menschen aus dem Londoner Eastend befragt hat, die mit ihren toten Verwandten jeden Abend über alles gesprochen haben, was während des Tages passiert ist. Und es zeigt sich, daß ihnen das ein großes Maß an Erleichterung verschafft hat. Es gibt also so etwas wie eine Erinnerung im Volk, den Glauben, daß ein Mensch doch nicht einfach ausgelöscht wird. Irgend etwas, das mehr ist als nur die Erinnerung, bleibt bestehen.

Was haben Sie durch Ihre Arbeit über Verlust und Trauer gelernt? Was geschieht da, oder was sollte da geschehen?

Ich denke, daß trauernde Menschen sich auf einer Reise befinden, und sie verlieren dabei oft den Weg. So habe ich es in den recht kurzen Einführungen zu den verschiedenen Teilen des Buches *Beyond All Pain*, das ich für Trauernde zusammengestellt habe, zu formulieren versucht. Ich denke, zuerst fühlt man sich ziemlich benommen, und das ist auch wichtig.

Dann kommt ein Augenblick des heftigen Schmerzes, der Sehnsucht und des Suchens. Als Antoni gestorben war, las ich beispielsweise alle Bücher über Polen, die ich bekommen konnte, und ich ging ins Kino, um polnische Filme zu sehen. Ich tat, was mir nur einfiel, weil ich wußte, daß ich keine gemeinsame Vergangenheit mit ihm gehabt hatte. Wir hatten viel miteinander gesprochen, und es war uns gelungen, das zu tun, ohne daß jemand auf der Station merkte, daß ich mir abends eine Stunde Zeit nahm, um mit ihm zu sprechen. Nicht immer, aber doch recht oft. Aber ich teilte keine gemeinsamen Erinnerungen mit ihm.

Im üblichen Fall hat man in der Trauer natürlich Erinnerungen, sowohl gute als auch schlechte. Und Menschen können sich sehr in den schlechten Erinnerungen verfangen. Vor ein paar Tagen habe ich mit einer sehr lieben polnischen Freundin zu Mittag gegessen, deren Mann vor etwa drei Jahren gestorben ist. Er hatte Lungenkrebs, und seine letzten vier Wochen waren sehr hart gewesen. Als ich sie traf, sagte sie zu mir: „Ich komme immer noch nicht an die guten Erinnerungen heran. Sie sind immer noch von den schlimmen Erinnerungen überschattet." Ich brachte sie deshalb dazu, von den wunderbaren Ferien zu erzählen, die sie gemeinsam verbracht hatten, und versuchte, die schönen Dinge herauszustreichen. Aber ich wußte nicht wirklich, was ich tun sollte, um ihr zu helfen. Ich meine, sie hat so ein schweres Leben gehabt. Sie war in Auschwitz gewesen und hat immer noch die Tätowierung am Arm. Sie verlor ihren ersten Ehemann. Sie ist Malerin und verliert ihr Augenlicht. Sie ist wunderschön und liebreizend. Aber sie ist doch sehr in den traurigen, schwierigen Erinnerungen steckengeblieben. Und das passiert oft. Sie hatte eine Therapeutin, mit der sie einiges davon im Gespräch klären konnte, aber es war einfach so schwer für sie. Aber das war vermutlich auch, weil sich all die alten Verluste mit auf diesen letzten Verlust aufhäuften, was oft passieren kann.

Aber es gibt dann auch Zeiten, wo uns ganz plötzlich ein Sonnenstrahl der Schönheit treffen kann. Es gibt eine Aufnahme, auf der Theresa Stich-Randall eine Bach-Kantate singt, und ich erinnere mich, wie dieses Stück mich ganz plötzlich zum Innehalten brachte. Wenn uns plötzlich etwas so Liebreizendes begegnet, das ist, denke ich, so etwas wie ein Sonnenstrahl der Auferstehung. Und dann können wir endlich zu uns selbst sagen: „Geh wieder weiter."

Antoni starb an einem Montag, und ich nahm mir den Rest der Woche frei. Ich versuchte, am Dienstag zur Arbeit zu gehen, aber es wurde mir klar, daß ich nicht klar denken konnte. Also nahm ich mir die Woche frei. Aber eine Woche darauf kam ich zurück und arbeitete einfach weiter. Das war das einzige, was ich tun konnte. Aber wissen Sie, das war keine normale Trauer, denn es war auch keine normale Beziehung gewesen.

Jede Trauer ist in gewissem Sinne einmalig. Aber es gibt doch ein Grundmuster: Wir müssen akzeptieren, was vor sich geht, müssen die schreckliche Lücke akzeptieren und ganz langsam wieder Dinge über diese Lücke hinweg auf uns zukommen lassen. Und schließlich müssen wir uns aufraffen und das Leben des neuen Menschen leben, der wir geworden sind. Deshalb denke ich auch, daß in einem solchen Verlust eine ungeheure Chance liegt, zu wachsen. Man kann viele Menschen sehen, die bewundernswert stark geworden sind, nachdem sie einen sehr schmerzhaften Verlust durchlebt haben. Mir fallen mehrere Freunde ein, bei denen das so war: Weil sie selbst so verwundet wurden, sind sie jetzt „die verwundeten Heiler", wie Henri Nouwen das nennt – ganz wunderbare Ratgeber und Helfer. Ich bin mir gar nicht sicher, ob sie sich selbst heute noch so betrachten. Sie sind einfach sehr gut darin, Menschen in Not zu helfen, denn sie sind selbst dort gewesen und haben es überstanden.

Dieses Beispiel des Musik-Hörens – das klingt für mich so, als gäbe es einen Moment, von dem ab wir dann wieder in der Gegenwart leben können. Wir sind in der Vergangenheit gewesen, und die Vergangenheit ist sehr, sehr wichtig, und wir tragen sie mit uns herum. Aber wir wollen nicht in der Vergangenheit steckenbleiben.

Nein, nein, wir müssen weitermachen. Das war eine Schallplatte, die ich aus der Stadtbücherei entliehen hatte, mit verschiedenen Sorten von Musik darauf. Antoni war Tenor gewesen, und er hatte mir erzählt, daß er Schubert und Strauß gesungen hatte. Also lieh ich mir einige ihrer Lieder aus, und während ich sie hörte, dachte ich: „O Gott, das muß er gesungen haben." Das ist eine Art des Zuhörens.

Aber was mit mir passiert ist, als ich diese Stich-Randall-Aufnahme hörte, von der ich gerade gesprochen habe, das war eine andere Art des Zuhörens. Das kam als völlig unerwartetes Geschenk: „Hier sind wir jetzt, und es geht weiter."

Sie haben erzählt, daß Sie bald danach wieder zur Arbeit zurückgekehrt sind. Denn das war das einzige, was Sie tun konnten. Wenn jemand hier im Hospiz eine solche Erfahrung durchmachen würde, würden Sie dann sagen, es ist in Ordnung, daß er oder sie so bald wieder zur Arbeit zurückkehrt?

Wir sagen auf jeden Fall zu unseren Mitarbeitern: „Gib dir ein bißchen Raum." Eine unserer Mitarbeiterinnen, eine sehr, sehr nette Frau, hat zwei unendlich schwere Jahre mit ihrem Ehemann gehabt, der so sehr gekämpft hat und nicht loslassen wollte. Er wollte einfach nicht loslassen und hatte eine wirklich schwere Zeit, als er im Sterben lag. Schließlich haben wir uns an der Pflege bei ihm zu Hause beteiligt, und letzten Endes kam er zu uns ins Hospiz. Dann ging er aber wieder nach Hause, kam wieder zurück und ist schließlich hier gestorben. Die Frau hatte zwei Söhne, die vielleicht zehn, zwölf Jahre alt waren. Sie kam zurück nach ungefähr einer Woche, während der sie zusammen mit ihrem älteren Sohn die Asche ihres Mannes nach Schottland gebracht hatte. Aber seitdem ist sie wieder da, und sie macht weiter. Und als ich kürzlich aus irgendeinem Grund, der mit der Arbeit zu tun hatte, bei ihr anrief, sagte ich so etwas wie: „Wie geht es Ihnen?" Und sie sagte: „Wenn mich Leute fragen, wie es mir geht, dann verstehen mich manche, und manche verstehen mich nicht. Sie verstehen mich." Das erinnerte mich an eine Patientin im

St. Joseph's Hospice, als ich dort arbeitete. Sie hatte ein kleines Gedicht zum Thema Verlust in der Zeitung gefunden. Sie zeigte es mir und sagte: „Erzählen Sie mir etwas darüber, Frau Doktor. Ich weiß, daß Sie sich da auskennen."

9 Das Team

Schon gleich am Anfang brachte Cicely Saunders ihre Idee für ein Hospiz auf die Formel: ‚eine christliche Gemeinschaft von Menschen, die sich um Sterbende kümmern'. Die Vorstellung einer solchen Gemeinschaft war von der Ordensgemeinschaft katholischer Nonnen am St. Joseph's Hospice inspiriert, wo sie zu dieser Zeit arbeitete. Sie befaßte sich aber auch unter anderem mit den neu entstandenen christlichen Gemeinschaften in Grandchamps und Taizé.

Schon vor der Eröffnung vom St. Christopher's Hospice würde Cicely Saunders intensiv daran arbeiten, wie sich die Grundidee einer Gemeinschaft auf eine Weise interpretieren ließe, die dem spezifischen Auftrag des Hospizes angemessen sei. Es würde eine Gemeinschaft der Ungleichen sein, die sich dennoch denselben Idealen verpflichtet fühlten: Menschen verschiedener religiöser Überzeugungen wie auch Atheisten, Menschen in verschiedenen Berufen, angestelltes Personal und ehrenamtliche Mitarbeiter.

Noch heute liegt hierin eine bleibende Herausforderung für die Hospiz-Bewegung: In einer Gesellschaft, die weitgehend vom Individualismus geprägt ist, zeitgemäße Wege zu finden, Menschen zu einer solchen Gemeinschaft zusammenzubringen und die Arbeit im Team zu unterstützen. Cicely Saunders ist aber nach wie vor überzeugt: Nur innerhalb einer Gemeinschaft von Menschen, die die Hospiz-Arbeit gemeinsam auf sich nehmen, die einander beistehen und auch gemeinsam lachen können, kann sich der einzelne der manchmal zehrenden Aufgabe stellen, Sterbende zu begleiten.

■

In einem Hospiz zu arbeiten kann, wie Sie selbst sagen, sehr fordernd sein und einen Menschen manchmal vielleicht auch überfordern.

Es ist zwar selten wirklich deprimierend, aber es kann einen oft sehr auslaugen, und dann und wann kann man sich auch überfordert fühlen. Und man wäre auch wirklich überfordert, wenn man es allein tun müßte. Das Wichtige an der Arbeit im Hospiz ist der Beistand, den man durch sein Team bekommt – durch Leute, die den gleichen Beruf haben oder zu den anderen Berufsgruppen gehören, mit denen man sich gemeinsam des Patienten annimmt. Dieses Zusammenkommen eines wirklich interdisziplinären oder zumindest aus verschiedenen Berufsgruppen bestehenden Teams auf den Stationen oder auch bei der Begleitung von Patienten zu Hause ist außerordentlich wichtig. Besonders für die Leute, die Hausbesuche machen, weil man dort draußen ganz allein arbeitet. Da braucht man besondere Rückendeckung und Unterstützung von anderen, sonst wäre man überfordert.

Denn die Situationen, in denen manche Patienten sich befinden, sind verheerend. Wenn Menschen unerfüllte Aufgaben zurücklassen müssen, ist das oft unerträglich schwer für sie. Und da besteht immer eine Gefahr, emotional zu sehr involviert zu sein und die eigenen Gefühle der Verzweiflung und Hilflosigkeit auf den Patienten zu übertragen.

Es muß sehr schwer sein, mit solchen Fällen umzugehen, insbesondere mit Fällen, bei denen Sie das Gefühl haben, nicht die Gelegenheit bekommen zu haben, das zu erreichen, was Sie sich vorgenommen hatten.

Auch wenn ich mittlerweile nicht mehr auf den Stationen arbeite, bekommt jedes Teammitglied am Jahrestag seiner oder ihrer Einstellung im St. Christopher's Hospice von mir persönlich eine Karte überreicht: „Danke für das, was Sie hier tun, und die allerbesten Wünsche für das nächste Jahr". Und wenn sie zu mir kommen, um sich diese *coming day cards* abzuholen, dann ist es diese Sorte von Patienten, über die sie besonders oft sprechen. Manchmal sagen sie so etwas wie: „Es war wirklich schwer, mit dieser Familie zu arbeiten. Wir hatten nie das Gefühl, daß wir etwas erreicht hätten, weder für sie noch für uns. Und wir mußten wahrlich viel gegenseitige Unterstützung suchen, um verarbeiten zu können, was uns wie ein Fehlschlag vorkam." Das kommt vor, und das ist es dann, was Leute, die im Hospiz arbeiten, wirklich schwer finden. Ich denke, in einem Hospiz neigt man schnell dazu, „chronisch nett und verständnisvoll" zu sein. Dabei ist es von Zeit zu Zeit nötig, etwas härter zu sein, und eine Struktur zu entwickeln, in der eine Familie die Möglichkeit findet, der Tatsache ins Auge zu sehen, daß sie in einer sehr, sehr schwierigen Situation stecken und daß diese Dinge wirklich nicht leicht sind.

Einer unserer Sozialarbeiter hat mir erzählt, wie er einmal eine Fünfzehnjährige fluchend den Gang hoch- und runtermarschieren gesehen hat. Er ging zu ihr hinüber und fragte sie in ihrer Art von Sprache: „Würde es dir helfen, mir zu erzählen, wo das Problem liegt, oder soll ich einfach verschwinden?" Da hat sie geantwortet: „Also gut, mein Vater ist ganz übel zu mir gewesen, und hier sind alle so nett zu ihm." Da meinte der Sozialarbeiter: „Warum gehst du nicht und sagst ihm das? Jetzt ist deine Chance, deinem Vater zu sagen, was du an ihm so schwierig gefunden hast." Und das hat das Mädchen getan. Der Vater hat ihr dann im Gegenzug gesagt, wie schwierig auch sie seiner Meinung nach manchmal sein konnte, und sie haben sich einigermaßen miteinander ausgesöhnt. Aber es ist schon wichtig zu sehen, daß sie ärgerlich darüber war, daß alle so nett zu jemandem waren, den sie als schrecklich empfand.

Um so etwas zu bemerken, müssen die Leute, die in einem Hospiz arbeiten, sicher offene Ohren und offene Augen haben.

Ja, aber ich denke, wir alle stehen auf tönernen Füßen, und jedes Hospiz hat hier und da Leute, die doch eher routinemäßig arbeiten. Obwohl ich nicht denke, daß Menschen, die so sind, es lange hier aushalten. Meistens gelingt es uns, Menschen herauszusuchen, die die Art von Sensibilität haben, von der ich gesprochen habe. Aber natürlich heißt das auch, daß wir ganz genau überlegen müssen, welche Art von informeller Unterstützung wir in unsere Arbeit einbauen. Generell halte ich eine solche Art Unterstützung für wertvoller als formellere Formen der Unterstützung.

Alle offiziellen Treffen, die wir hier irgendwann einmal etabliert hatten, sind eines Tages eingeschlafen. Wir haben es immer wieder versucht, regelmäßige Treffen zu veranstalten, in denen Mitarbeiter über ihre Probleme sprechen und andere Vorschläge machen, wie ihnen geholfen werden könnte, aber die verliefen sich bald. Als wir das letzte Mal einen Hinweis ans Schwarze Brett gehängt haben, daß die Leute sich treffen könnten und unter Anleitung einige der anstehenden Themen ausdiskutieren könnten, hat kaum jemand von der Möglichkeit Gebrauch gemacht. Aber manche Leute gehen beispielsweise zu unserem Hospizgeistlichen und reden mit ihm oder unterhalten sich vertraulich mit einem der Sozialarbeiter. Obwohl ich von denen wiederum gehört habe, daß die meisten Leute mit Problemen von zu Hause und nicht so sehr mit Problemen aus ihrer Arbeit im Hospiz zu ihnen kommen, und daß es ihnen schwerfällt, damit umzugehen, wenn sie sowohl Probleme zu Hause als auch einen fordernden Beruf haben.

Eigentlich glaube ich gar nicht, daß dieser Beruf fordernder ist, als mit mehrfach behinderten Kindern zu arbeiten oder sich mit den Schwierigkeiten von Drogenabhängigen, Gefängnisinsassen oder anderen Problemgruppen befassen zu müssen. Auf eine Art ist es, denke ich, sogar einfacher als viele der Berufe, in denen es um solch lange andauernden Probleme geht.

Und dann gibt es ja immer noch die Unterstützung, die man durch Freunde hat. Ich selbst habe sehr viel Hilfe von den verschiedensten Menschen erfahren, nachdem Antoni gestorben war. Denn ich mußte auf meine Art sehr viele Dinge aufarbeiten. Da war zum Beispiel eine zwölf Jahre ältere Freundin, der ich zu einem früheren Zeitpunkt auch hatte helfen können. Ich hatte ihr geholfen, ihren Mann vor seinem Tod zu pflegen, als ich mein Medizinstudium beendet, aber noch nicht zu arbeiten begonnen hatte. Ich hatte sie sehr oft angerufen, aber ich hatte ihr auch Briefe geschrieben. Und jetzt schrieb sie mir eine ganze Reihe von wundervollen Briefen über die Beziehung zwischen mir und Antoni, die sie wirklich sehr ernst nahm. Und ich glaube, die Situation ernst zu nehmen, in der der andere steckt, ist das, was wirklich wichtig ist.

Ich könnte mir aber auch vorstellen, daß man manchmal das Bedürfnis hat, das Erlebte eben genau nicht ernst zu nehmen und sich „hinter der Maske der Expertin zu verbergen", wie Sie es formulieren.

Ja, das kann man sicher sogar in einem Hospiz tun.

Wir haben uns bisher wenig über die ehrenamtlichen Helfer unterhalten. Wie sehen Sie deren Rolle im Hospiz?

Wir haben fast tausend ehrenamtliche Mitarbeiter. Sie machen es möglich, daß wir viele Dinge tun können, die ohne sie praktisch nicht zu erreichen wären. Nach unserer Schätzung ersetzen unsere ehrenamtlichen Mitarbeiter etwa 70 Stellen. Unser ganzes Transportsystem würde zusammenbrechen, wenn wir sie nicht hätten. Aber es gibt freiwillige Helfer in jeder Abteilung des Hospizes, wo sie ihre eigenen Fähigkeiten mit einbringen. Wir haben viele freiwillige Helfer in unserem Tagesbereich, die sich mit Schreiben, Bildender Kunst und Kunsthandwerk auskennen. Patienten werden auf der Station von ehrenamtlichen Mitarbeitern mitbetreut. In der Küche gibt es freiwillige Helfer, und in unserem Studienzentrum. Ehrenamtliche führen unseren *Pilgrim Room*, wo man einen Imbiß zu sich nehmen kann, und wo den ganzen Tag lang Familien hinkommen. Und dann haben wir auch noch zwölf Wohlfahrts-Läden, deren Erlös uns zugute kommt. Dort arbeiten fast ausschließlich Freiwillige. Auch wenn ich Ihnen keine genaue Zahl geben kann, sind es sicher Tausende von Arbeitsstunden, die Ehrenamtliche für uns leisten. Das ist auch eine englische Tradition.

All diese ehrenamtlichen Mitarbeiter zu haben gibt uns sehr viel zusätzliche Flexibilität und zusätzliche Zeit. Sie nehmen ihre Arbeit sehr ernst und sind genauso pünktlich wie das Personal. Ehrenamtliche Mitarbeiter tragen auch dazu bei, mit den Angehörigen von Verstorbenen Kontakt aufzunehmen und sie zu betreuen. Das geschieht unter der Leitung unserer Abteilung für Sozialarbeit. Zwischen 20 und 30 freiwillige Helfer beteiligen sich daran, sich um die Trauernden zu kümmern, die wir als angesichts ihrer Trauer gefährdet identifiziert haben. Diese Helfer werden sorgfältig ausgewählt, ausgebildet und unterstützt. Im St. Christopher's Hospice ist es schwieriger, ein ehrenamtlicher Mitarbeiter in der Trauernden-Betreuung zu werden als ein Mitglied des Führungspersonals. Wir machen uns viel Mühe bei der Auswahl, und wir sind sehr wählerisch. Sie müssen so sorgfältig ausgesucht werden, weil sie mit sehr verletzlichen Menschen arbeiten und weil die Betreuung von Trauernden ein ganz besonders wichtiger Teil dessen ist, was wir tun.

Heute morgen kam eine Frau zu mir, die schon seit etwa 27 Jahren auf einer unserer Stationen ehrenamtlich tätig ist. Jahr für Jahr ist sie jeden Donnerstag hier hergekommen, und sie weiß mehr über die Station als die meisten, die dort beruflich arbeiten, denn die kommen und gehen über die Jahre. Aber es gibt dort noch zwei weitere aus dem festen Personal, die genausolang bei uns gearbeitet haben wie sie. Wir veranstalten eine Feier, wenn jemand 25 Jahre hiergewesen ist, und auf dieser Station haben drei Leute gemeinsam dieses Jubiläum gefeiert: eine Hilfsschwester, eine Stationsschwester und diese ehrenamtliche Mitarbeiterin. Und wir veranstalteten eine Feier für alle drei, auf der jede von ihnen einzeln ihre Geschenke bekam und auf sie angestoßen wurde.

Wie Sie sehen, sind die ehrenamtlichen Mitarbeiter wirklich ein fester Teil der Szene hier. Wir müßten viel zusätzliches Personal einstellen, wenn wir sie nicht hätten.

Gibt es im Hospiz Abteilungen, wo Sie nicht so gerne ehrenamtliche Mitarbeiter einsetzen würden?

Wir haben keine ehrenamtlichen Mitarbeiter in unserer Kindertagesstätte. Denn das hieße, daß dort jeden Tag jemand anderes arbeiten würde, und Kinder brauchen die Stabilität. Deshalb haben wir nur Leute dort, die über längere Zeit bei uns angestellt sind. Aber sonst gibt es praktisch keine andere Abteilung, wo nicht immer mal wieder ehrenamtliche Mitarbeiter aushelfen.

Die Details der Krankenpflege übernehmen sie natürlich auch nicht, aber sie assistieren den Krankenschwestern. Jeder, der eine Familie aufgezogen hat, kennt sich ziemlich gut mit dem meisten aus, was auf einer Station geschieht.

Wieviel Unterstützung gibt es für die ehrenamtlichen Mitarbeiter?

Nun, es muß jemand geben, an den sie sich wenden können. Sie haben ihre eigene Organisatorin, die die Arbeit, die die ehrenamtlichen Mitarbeiter tun, einteilt und übersieht. Wir haben eine sehr fähige Frau, die das tut. Und zu ihrem Einsatz gehört auch, daß sie in ihrem jeweiligen Team integriert sind. Sie sind zum Beispiel Teil des jeweiligen Stationsteams. So daß jemand, der einmal die Woche auf eine bestimmte Station geht, jedesmal auf dieselbe Station geht. Er ist den Krankenschwestern auf der Station schon bekannt und bei ihnen willkommen.

Wenn Sie davon sprechen, daß die ehrenamtlichen Mitarbeiter, die in der Betreuung von Trauernden arbeiten, sorgfältig ausgesucht werden, wie gehen Sie bei dieser Auswahl vor?

Ich bin daran selbst nicht beteiligt, aber wir richten uns nach Dingen wie ihrem beruflichen Lebenslauf, den Motiven, die sie zu dieser Arbeit gebracht haben, und ihrer persönlichen Erfahrung in diesem Bereich. Sie haben ein Auswahlgespräch mit der Sozialarbeiterin, aber auch mit einem Psychiater. Und sie werden nicht einfach aufgenommen, nachdem sie den Kurs durchgemacht haben. Erst nachdem sie ein paar konkrete Erfahrungen gesammelt haben oder schon durch ihre Arbeit im Kurs wird bei manchen deutlich, daß sie eigentlich für diese Art von Arbeit nicht geeignet sind. Denn dann ist auch relativ klar, welche Art von Mensch sie sind, und ob sie die Fähigkeit zum Mitfühlen haben, die die trauernde Person braucht, und ob sie ihr wirklich eine Stütze sein können.

Es ist ganz wichtig, so selektiv zu sein, weil diese Leute auf sich gestellt sind, wenn sie Hausbesuche machen, während die übrigen ehrenamtlichen Helfer hier im Hospiz immer innerhalb eines Teams arbeiten. Nur im Transportsystem gibt es das sonst noch. Da sind es auch ehrenamtliche Mitarbeiter, die Patienten von zu Hause abholen und zu unserem Tagesbereich bringen, und deshalb ebenfalls eine Zeitlang mit ihnen allein sind. Deshalb sind wir auch sehr vorsichtig damit, wer denn eigentlich das Fahren übernimmt.

Denken Sie, daß es eine Grundausbildung für alle ehrenamtlichen Mitarbeiter geben sollte, die unmittelbar mit Patienten und ihren Familien in Kontakt kommen?

Man muß sich um sie kümmern, um zu sehen, wie gut sie im Gespräch mit Leuten sind, und um ihnen zu helfen, sich zum Beispiel etwas besser mit Krebs und den Problemen, die möglicherweise auftreten können, auszukennen. Nur zum Beispiel: Es muß ihnen klargemacht werden, daß Krebs nicht ansteckend ist. Das klingt sehr trivial, aber manchmal müssen solche Dinge ausdrücklich angesprochen werden.

Aber wonach man letzten Endes sucht, ist eine grundsätzlich optimistische, tatkräftige, praktisch denkende, freundliche Person. Die Art Mensch, die jeder gerne hätte.

Sie würden also nicht auf bestimmten formellen Voraussetzungen bestehen?

Die ehrenamtlichen Mitarbeiter bekommen ein gewisses Maß an Fortbildung, während sie hier sind. Einige Hospiz-Initiativen haben feste sechswöchige Kurse, die alle besuchen müssen, die dort als ehrenamtliche Mitarbeiter eingesetzt werden wollen. Wir haben so etwas nur für die freiwilligen Helfer in der Trauernden-Betreuung, ansonsten gibt es bei uns bloß Abendkurse und eintägige Seminare. Dennoch denke ich, daß wir sehr sorgfältig darauf schauen, wen wir hier arbeiten lassen. Vieles davon hängt aber von einem wirklich gekonnten Auswahlgespräch ab. Wenn man einmal eine Weile lang mit ehrenamtlichen Mitarbeitern gearbeitet hat, und unsere Freiwilligen-Organisatorin hat darin sehr viel Erfahrung, weiß man, worauf man achten muß.

Welchen Rat würden Sie Menschen geben, um zu verhindern, daß sie sich selbst überfordern?

Um *Burnout* zu verhindern, ist mein Rat: Wahren Sie das Gleichgewicht zwischen Ihrer Arbeit und dem Rest Ihres Lebens. Gehen Sie raus, und seien Sie manchmal etwas ungezogen. Gehen Sie aus, und entspannen Sie sich. Gehen Sie anderen Interessen nach. Konzentrieren Sie sich aber während Ihrer Arbeit völlig auf das, was Sie tun. Denken Sie jedoch nie, Sie seien der einzige, der diesen Patienten wirklich helfen kann, denn das würde bedeuten, daß Sie sich zu sehr involvieren. Sie müssen immer als Team arbeiten. Und obwohl das Arbeiten im Team nicht immer ganz einfach ist, bin ich doch fest davon überzeugt, daß es gerade in unserem Bereich unerläßlich ist. Das war etwas, das ich selbst noch lernen mußte, als ich hierherkam, und es ist mir wirklich nicht leichtgefallen. Ich glaube, manche meiner ersten Mitarbeiter haben mich als sehr schwierig empfunden.

Was zeichnet Ihrer Meinung nach eine gute Gemeinschaft oder ein gutes Team aus?

Ich denke, es ist wichtig, daß man sowohl in der Lage ist, sich zusammen zu entspannen, als auch zusammen zu arbeiten. Es ist sehr wichtig, daß wir eine ganze Reihe von Partys haben. Vor ein paar Tagen hatten wir eine ganz großartige Party. Denn ungefähr 13 Leute sind dieses Jahr fünfzig geworden, also hatten wir eine „Fältchen-Fete". Es war großartig. Und alle sind gekommen, sogar die Leute aus der Verwaltung und das Hausmeister-Team, denn unter denen, die fünfzig geworden waren, waren auch zwei Hausmeister. Wir hatten gehofft, es könnte im Freien stattfinden wie unser letztes Fest. Aber dann mußten wir doch wegen des Regens nach drinnen gehen. Und da saßen dann diese ganzen Jungs vom Hausmeister-Team um einen Tisch, und bei ihnen saßen die Leute aus dem Studienzentrum. Aber es waren keine Krankenschwestern und Pfleger dabei, was etwas traurig ist. Die haben ihre eigenen Stationspartys. Aber an den Festen für alle nehmen sie nicht teil. Ich weiß, sie haben sehr viel zu tun, aber sie nehmen das Hospiz nicht mehr so als Ganzes wahr, wie es die Krankenschwestern taten, als wir anfingen. Heutzutage kapseln sie sich vielmehr in ihren eigenen Stationen ab und müssen sich auf ihren Ausbildungsabschluß und solche Dinge konzentrieren.

Trotzdem machen sich einige unserer Krankenschwestern über das Gemeinschaftsgefühl Gedanken. Kürzlich habe ich mich darüber mit unserer Lehrärztin unterhalten. Hauptsächlich darüber, ob die Krankenschwestern noch Zeit haben, bei den Patienten zu sitzen und ihnen zuzuhören. Wenn ich die Gratulationskarten zum Arbeitsjubiläum verteile, treffe ich oft Leute, die zu mir sagen: „Wir sind inzwischen viel zu beschäftigt mit Patienten, die entlassen werden oder besondere Behandlungen brauchen, viel mehr, als das früher der Fall war. Und die Patienten wechseln auch wesentlich schneller als früher." Wir haben inzwischen ein sehr gutes Team zusammengestellt, das die Zufriedenheit der Patienten untersucht, und ich denke, sie werden danach schauen, daß die Stationsschwestern und wir wieder zu einem enger zusammenarbeitenden Team werden, als das im Moment der Fall zu sein scheint. Und wenn das gelingt, ist es sehr wichtig.

Die Tatsache, daß die Leiterin unserer Abteilung für Sozialarbeit jetzt für alle Patienten zuständig ist, wird auf dem Gebiet hoffentlich auch Verbesserungen bringen. Wir haben darüber ausführlich gesprochen. Von Zeit zu Zeit setzen wir uns wieder mehr mit den Grundideen, die hinter dem St. Christopher's Hospice stehen, auseinander. Und da geht es immer wieder um das Gemeinschaftsgefühl, von dem auch diese Sozialarbeiterin sagt, daß es heute weniger spürbar ist als zum Zeitpunkt, als sie hier anfing.

Das ist eine Entwicklung, die wir seit ein paar Jahren beobachten können. Zum Teil liegt das sicher an der neuen Ausbildung für Krankenschwestern und Pfleger und der wesentlich akademischeren Ausbildung, die diese Leute bekommen. Ein weiterer Faktor ist die allgemeine Säkularisierung. Persönliche Autonomie mag eine phantastische Sache sein, aber sie führt auch zu einer gewissen Vereinzelung, und das ist es, was wir hier erleben. Ich habe gerade ein Buch gelesen, das sich mit diesem Thema beschäftigt, *On the Politics of Hope* von Jonathan Sacks, dem Oberrabbiner hier in England. Er spricht über das Verschwinden der Gemeinschaft. Der Staat ist da oben, und hier unten ist das Individuum, und wir verlieren einiges von dem, was früher dazwischen lag. Und ich denke, dazu hat die Hospiz-Bewegung einiges zu sagen.

Das ist sicher eine Entwicklung, die Probleme mit sich bringen könnte. Bei unserem ersten Treffen haben wir ein wenig darüber gesprochen, daß am Anfang ein gewisser ideeller Rahmen existiert hat, der dann von praktischen Angelegenheiten verdrängt worden ist. Und wie Sie es eben beschrieben haben, scheint es immer öfter notwendig zu werden, sich wieder über Grundsätzliches zu unterhalten und sich zu fragen: „Worum geht es uns überhaupt?"

Ja, sehen Sie sich nur den ganzen Bereich der spirituellen Bedürfnisse der Patienten an. Die Leiterin der Sozialarbeitsabteilung hat diesen Punkt angesprochen, als wir letzte Woche im Verwaltungsrat den neuen Aufbau der Verwaltung diskutierten. Sie erwähnte die Notwendigkeit, den Patienten draußen in den Kommunen mehr spirituelle Unterstützung anzubieten, weil die allermeisten von ihnen mit keinem Seelsorger mehr in Kontakt stehen. Unser Geistlicher hier kümmert sich sehr um die Menschen im Hospiz und bietet sehr guten Unterricht für das Personal an, das mit den Leuten draußen arbeitet, aber er macht keine eigenen Hausbesuche.

Vielleicht ließe sich dieses Problem lösen, indem man dem Pflegepersonal noch mehr Fortbildung anbietet. Unter unseren Krankenschwestern und Pflegern, die zu Patienten nach Hause gehen, sind einige Christinnen und Christen. Vor einiger Zeit hatte ich am Jahrestag ihrer Einstellung ein sehr nettes Gespräch mit einer Krankenschwester im Außendienst. Sie ist mit einem Baptisten-Pfarrer verheiratet, und wissen Sie, sie sagte: „Ich komme damit zurecht, wenn Patienten so etwas sagen wie: ‚Da fragt man sich schon', oder: ‚Es kommt mir so ungerecht vor' und andere Dinge, in denen sich spirituelle Probleme äußern." Aber sie sagte auch, daß manche andere Krankenschwestern und Pfleger sich selbst einfach nicht sicher genug fühlen, um auf solche Bemerkungen einzugehen. Und wir haben uns darüber unterhalten, ob es eine Lösung wäre, wenn der Hospiz-Seelsorger die Krankenschwestern auf diesem Gebiet mehr unterstützte, so daß sie diese Lücke ausfüllen können, und dann möglicherweise manchmal hinzugerufen würde.

Tatsächlich war es eine Krankenschwester vom Außendienst, die heute morgen das gemeinsame Morgengebet geleitet hat. Nebenbei bemerkt ist sie aber auch eine Nonne in Zivilkleidung. Und dann waren noch zwei weitere Außendienst-Krankenschwestern mit dabei. Diese zehn Minuten am Anfang des Tages halte ich für so besonders wichtig.

Vor einiger Zeit habe ich ein Zitat gelesen, in dem Sie sagen, wie wichtig es ist, daß das Hospiz eher einem Dorf gleiche, im Gegensatz zu den medizinischen Großstädten, denen moderne Krankenhäuser oft gleichen.

Das versucht genau das einzufangen, worüber ich gerade sprach. Zu einem Dorf gehören Jubiläumsfeiern, Partys, Treffen und so weiter – das Zusammensein. Gleichzeitig ist es ein Ort, an dem jeder weiß, daß zählt, was jeder einzelne beizutragen hat, und daß es bei den Dingen, die getan werden müssen, keine Hierarchie der Wichtigkeit gibt.

Eine Sache kann unser Geistlicher wirklich ausgesprochen gut. Wenn einer oder eine unserer Angestellten sterben, veranstaltet er ein oder zwei Tage später ein Treffen für alle in der Kapelle, ganz informell, für eine Viertelstunde. Dort fängt er dann mit ein paar Worten an und fragt dann: „Möchte jemand etwas über diesen Menschen sagen?" Und dann erzählen die Leute. Es kommt vor, daß die Kapelle bei diesen Gelegenheiten ganz voll ist. Manchmal sind es auch nicht so viele Leute, aber es nimmt immer eine ganze Anzahl daran teil. Das ist eine Gelegenheit des Zusammenkommens, von der viel Kraft ausgeht.

Wir kommen also in Krisenzeiten zusammen. Dennoch dürfen wir uns nie entspannt zurücklehnen und sagen: „Es ist alles in Ordnung. Wir sind eine Gemeinschaft. Wir sind wie ein Dorf." Man muß kontinuierlich darauf achten, ob das auch wirklich so ist. Es geht nicht darum, Dinge immer wieder bei den Wurzeln aus dem Boden zu reißen, aber sie so aufzuziehen und weiterwachsen zu lassen, wie es den jeweiligen Umständen zu entsprechen scheint.

Genau am dreißigsten Jahrestag der Eröffnung des St. Christopher's Hospice durch Prinzessin Alexandra fand ein Festgottesdienst in der Southwark-Kathedrale statt. Die Prinzessin nahm teil. Die Kathedrale war voll bis zum letzten Platz, und es war ein wunderbarer Gottesdienst. Zum Ende des Gottesdienstes schritten dreißig Männer und Frauen aus allen verschiedenen Abteilungen des Hospizes mit hohen Kerzen zum Altar. Sie wurden dort von zwei Leuten empfangen, die ihnen halfen, die Kerzen in ein Brett mit dreißig Löchern einzulassen. Und da waren sie dann alle: ein Wald von Kerzen. Als ich diese Gruppe von Menschen sah, die aus jeder Abteilung des Hospizes kamen, hatte ich dieses wunderbare Gefühl, daß sie wirklich zusammengehören, denn sie waren fast alle Menschen, von denen ich weiß, wie wichtig ihnen das ist, was sie tun.

Wenn Sie über Wege reden, die Menschen im Hospiz zusammenzubringen, oder darüber, wie sie sich entspannen oder reflektieren können, fällt auf, daß Sie dabei sehr oft die Kapelle erwähnen oder jetzt diesen Gottesdienst. Ist das einer der Beiträge, die ein religiöser Kern des Hospizes leisten kann?

Ja, ich denke, es ist unermeßlich wichtig, daß wir in der Mitte des Hospizes eine recht großräumige Kapelle haben, wohin Leute von überall her kommen können. In den Artikeln zur Vereinsgründung, die uns zu einer gemeinnützigen Organisation machten, stand ursprünglich nur: „Es soll eine Kapelle geben, die für christliche Andachten zur Verfügung steht." Damit folgten wir dem Rat von jemandem, mit dem ich sprach, weil er sehr erfahren auf dem Gebiet der Wohlfahrtsarbeit war. Und wenn ich heute mit neuen Mitarbeitern spreche, zitiere ich diesen Satz gelegentlich, und ich sage: „Aber wir haben nicht gesagt, daß jeder dorthin gehen muß." Es gibt die Kapelle, und es ist wichtig, daß es sie gibt, obwohl es sehr viele gibt, die dort normalerweise nicht hingehen würden. Aber wenn, wie gesagt, eine Krisensituation eintritt, wenn zum Beispiel jemand aus dem Team gestorben ist, kommen die Menschen ganz natürlich dort zusammen. Möglicherweise ist das die einzige Gelegenheit, zu der sie dorthin gehen. Was in der Kapelle stattfindet, ist also ein Bestandteil unserer Arbeit, und daran halten wir fest. Auch die zehnminütigen Gebetsandachten, die wir morgens in der Kapelle halten und die jeden Tag von einer anderen Person geleitet werden, sind immens wichtig. Das ist das einzige Treffen, das sich etabliert hatte, noch bevor das Hospiz seine Tore öffnete. Und seitdem hat es jeden Tag stattgefunden.

Manchmal sind wir beim Morgengebet nur zehn, aber meistens sind es vierzehn oder fünfzehn, manchmal auch mehr als zwanzig. Ich weiß nicht, was die drei Krankenschwestern, von denen ich erzählt habe, an diesem Tag bewegte, teilzunehmen. Aber sie kamen, auch wenn die christlichen Krankenschwestern auf den Stationen, die vielleicht gerne kommen würden, oft das Gefühl haben, daß sie ihre Arbeit anderen aufbürden, wenn sie in die Kapelle gehen. Mir kommt es leider gelegentlich so vor, als ob diejenigen, denen die christliche Seite nicht so wichtig ist, mehr Entschlußkraft haben als die anderen. Denn die mit christlichen Grundwerten neigen dazu, sich nahezu zu verbiegen, nur um den anderen keinen Grund zu geben, sich zu beschweren. Die anderen kümmert das nicht so.

Aber vermutlich würden Sie doch sagen, auch wenn die Leute nicht hingehen, ist es wichtig ist, daß sie wissen ...

... daß sie wissen, daß es die Kapelle gibt. Vor einigen Tagen kam ein Pfleger zu mir, als sich sein erster Arbeitstag bei uns zum ersten Mal jährte. Und er sprach davon, wieviel es den Patienten, die die Kapelle besuchen können, bedeutet, dorthin zu gehen und wieviel Respekt er für den Hospizseelsorger hat. Er hatte vorher in einem anderen Hospiz gearbeitet und dort ähnliche Erfahrungen gemacht, aber hier war das doch wesentlich mehr ausgeprägt. Da hat also jemand, der ganz neu bei uns ist, schon in dem einen Jahr, seitdem er hier arbeitet, bemerkt, wie wichtig es ist, daß es diesen Ort gibt.

Auf den Stationen werden Sie sicher Leute finden, die sagen: „Ich geh' da nicht hin. Ich denke, es ist nicht besonders wichtig." Ich glaube aber schon, daß es wichtig ist. Es gibt genügend Menschen, die es ebenfalls wichtig finden. Und wir werden auch weiterhin genügend Menschen haben, die an den Gottesdiensten teilnehmen. Das ist eine der Sachen, bei denen man sich auf den Heiligen Geist verlassen muß.

10 ■ Die Person Cicely Saunders

Als ein Team vor einigen Jahren einen Film über Cicely Saunders für das deutsche Fernsehen drehen sollte, schrieb der Regisseur am Abschluß seines Berichtes über die vorhergehende Recherche die folgende Bemerkung: „Eine Taktik von Dr. Saunders: Wenn sie über Dinge im Hospiz spricht, greift sie kurz nach vorbeilaufenden Hospizmitarbeitern, die ihre Meinung zum gerade angesprochenen Problem beschreiben sollen. Dr. Saunders weiß schon vorher, wie sie antworten werden, und kann sie so als Beleg ihrer eigenen Ansichten einsetzen. Erstaunlich, wie exakt sie die Reaktion der Angesprochenen vorhersagt.“ Immer wieder kommt in Cicely Saunders' Verhalten hervor, daß sie sich nicht in den Mittelpunkt stellen will. Die Arbeit im Hospiz ist nicht die Leistung einzelner, sondern einer Gruppe von Menschen, die die gleichen Ideale teilen. Sie wechselt, wenn sie spricht, immer wieder von ‚ich' zu ‚wir'.

Auch wenn die Idee einer Gemeinschaft von Anfang an eine zentrale Rolle in der Planung des Hospizes gespielt hatte, habe sie sich selbst erst an die Zusammenarbeit mit anderen Menschen gewöhnen müssen. In ihrer Person verbinden sich widerstreitende Merkmale, die sie mal als Außenseiterin und mal als charismatische Führungspersönlichkeit auszeichnen. Sie betont sehr die Rolle anderer Menschen, die in ihrem Leben in der einen oder anderen Form als Inspiration, Mentoren oder Helfer aufgetreten sind. Aber es scheint auch, daß diese Personen umgekehrt in Cicely Saunders eine Person gesehen haben, die dadurch ausgezeichnet ist, wie konsequent sie ihren eigenen Weg geht.

Wenn man Ihnen zuhört, spürt man, daß Sie sehr darauf vertrauen, daß wir anderen Menschen tatsächlich gerecht werden können und daß wir den Sterbenden geben können, was sie brauchen.

Ich denke, wir sollten da nicht zu selbstsicher klingen, denn wie jeder andere stehen auch wir hier im Hospiz auf tönernen Füßen. Und natürlich gibt es Zeiten, in denen die Krankenschwestern und Pfleger auf den Stationen das Gefühl haben, daß wir mit dieser Familie nicht besonders gut zurechtgekommen sind oder daß wir diesem Patienten einfach nie wirklich über die Bedrängnis haben hinweghelfen können, mit der er zu uns kam. Aber ich denke, es ist doch auch immer wieder erstaunlich, wie viel tatsächlich erreicht werden kann. Und diese Erfolge gehen vor allem auf die Arbeit der Patienten und ihrer Familien zurück, viel mehr als auf das, was wir getan haben. Was wir tun können, ist, ihnen einen Raum anzubieten, in dem sie sich ihren eigenen Angelegenheiten widmen können. Und ich bin sehr zuversichtlich, daß Menschen es in sich haben, selbst etwas Gutes aus ihrem Sterben zu machen, wenn man erst einmal ihre Schmerzen gelindert und ihnen Raum geschaffen hat.

Meinen Sie, Sie sind über die Jahre hinweg optimistischer geworden, oder gab es Zeiten, in denen Sie nicht ganz so optimistisch waren?

Weil ich so bestimmt gespürt habe, daß das wirklich Gottes Auftrag war, habe ich eigentlich immer geglaubt, daß ich, wenn ich nur hart genug arbeite, damit rechnen kann, daß zutreffen wird, wie es heißt: „Deine Kraft soll sein wie die Anzahl deiner Tage" (Deuteronomium 33). Aber Leute sagen zu mir: „Sie klingen so zuversichtlich" oder so ähnlich, und dann denke ich, daß mein Motto eigentlich sein sollte: „Was hast du, was dir nicht gegeben worden ist?" Und wenn ich Zuversicht empfinde, dann ist es Zuversicht in die Menschen, die ich in all diesen vielen Jahren kennengelernt habe. Es ist Zuversicht in meine Mitarbeiterinnen und Mitarbeiter, ob angestellt oder ehrenamtlich, und natürlich Zuversicht in die Patienten und ihre Familien.

Ist es nicht manchmal schwer für Sie, die Erwartungen der Menschen zu erfüllen?

O ja, damit habe ich wirklich ein Problem. Denn ich bin schon einigermaßen berühmt, und wissen Sie, manche Leute sagen zu mir solche Sachen wie: „Wunderbar, Sie haben phantastische Dinge getan." Besonders die Amerikaner. Manche von denen kommen sogar auf mich zu und fragen: „Darf ich Sie berühren?" Und es ist gar nicht so einfach zu wissen, wie man damit umgeht, so berühmt zu sein. Deshalb ist es mir so wichtig, daß alle wissen, daß es eine Berufung war und daß Gott mir diese Aufgabe gegeben und mir auf dem ganzen Weg immer wieder geholfen hat. Aber ich habe schon etwas getan. Und eigentlich ist es wider alle Vernunft, daß ein einzelner Mensch und dann eine kleine, recht unbekannte Wohlfahrtsorganisation, tatsächlich eine weltweite Bewegung haben ins Leben rufen können.

Andererseits bin ich aber auch überall auf Menschen gestoßen, die nur darauf gewartet haben mitzuarbeiten. Überall sind plötzlich Leute aus dem Unterholz hervorgekrochen und haben gesagt: „Mensch, hier muß wirklich etwas getan werden. Hier will ich mich engagieren. Ich habe eine bleibende Erfahrung mit jemandem gemacht, der gestorben ist, und jetzt möchte ich etwas für Sterbende tun." Überall haben Menschen darauf gewartet, aktiv zu werden. Es war eine Idee, für die die Zeit reif war, wie die Leute so sagen. Oder wie es Colin Murray Parkes ausgedrückt hat: „Die Hospiz-Idee hat eher Sie gefunden als andersherum." Genauso wie seiner Meinung nach die Psychoanalyse Freud gefunden habe. Und jetzt kommen Leute auf mich zu und fragen: „Darf ich von Ihnen ein Foto machen?" „Darf ich Ihnen zuhören?"

„Könnten Sie meine Fragen beantworten?" und so weiter. Und es wäre wirklich schlimm für meinen Stolz, wenn ich es nicht schaffen würde, all das sozusagen weiterzureichen. Wahrscheinlich betone ich deshalb so sehr, daß ich einige Männer und Frauen, die im Sterben lagen, wirklich geliebt habe und daß die Patienten die eigentlichen Gründer der Bewegung sind.

Und, wie ich schon sagte, mein Motto sollte eigentlich sein „Was hast du, was dir nicht gegeben worden ist?" Das ist mir erst vor kurzem wieder gesagt worden, als ich dasaß und Gott fragte „Wie soll ich mit alldem umgehen?" Und das ist unendlich wichtig. Als wir herkamen und das Hospiz eröffneten, sah ich mich um und sagte: „Alles, was wir haben, ist ein Geschenk." Und etwas später sprach ich einmal in der Kapelle, und mir wurde klar, daß ich sagen mußte: „Und jeder Mensch, der zu uns kommt, ist ein Geschenk." Heute nachmittag werde ich drei neue Ärzte treffen, und das werde ich zu ihnen sagen. Ich werde sagen: „Sie werden mit Fragen hierherkommen, aber Sie werden auch mit dem kommen, was Sie beitragen können. Und von dem Augenblick an, wenn Sie sich um den ersten Patienten kümmern, gehören Sie zum St. Christopher's Hospice, und was Sie tun, wird Ihr persönlicher Beitrag zu St. Christopher sein." Wir sind also eine Art Netz. Viele, viele Maschen, die ineinandergreifen, und man kann nicht eine davon herausnehmen. Jede einzelne ist wichtig.

Aber ich vermute, es gibt immer einmal wieder Spannungen zwischen dieser Idee von einer Gemeinschaft und der Art und Weise, wie Sie im Mittelpunkt dieser Gemeinschaft stehen.

O ja, und da ist auch die Frage, was geschehen wird, wenn ich gehe. Sie werden schon ohne mich zurechtkommen, da bin ich mir sicher. Aber sie werden mich vermissen. Natürlich. Jetzt ist es eben noch, als sei eine Mutter da. Ich versuche aber, ganz normal zu sein. Wissen Sie, im Speisesaal sagen

Leute manchmal zu mir: „Oh, Sie müssen doch zuerst drankommen." Nein. Ich stelle mich an. Ich dränge mich nicht vor. Obwohl ich gestehen muß, wenn ich auf einer Konferenz bin, und da gibt es eine sehr lange Schlange, nehme ich das Angebot schon das eine oder andere Mal an, weil ich nicht mehr gut stehen kann.

Wie finden Sie es, wenn Sie als Vorbild bezeichnet werden?

Ich denke, dem kann ich nicht entgehen. Wissen Sie, das ist einfach da. Aber was ich übers St. Christopher's Hospice und alle, die hier arbeiten, sagen muß, ist, daß wir genausowenig perfekt sind wie alle anderen. Wir machen auch Fehler. Ich habe Fehler gemacht. Ich bin zum Beispiel Leuten oft über den Mund gefahren. Ich glaube, das tue ich jetzt nicht mehr. Ich denke, Marian hat mir geholfen, diese Unart loszuwerden.

Aber ich weiß, daß ich meinem Nachfolger gegenüber nicht besonders souverän war, als ich die Stelle des Medizinischen Direktors an ihn weitergab. Er empfand mich als Bedrohung. Vorher waren wir großartige Freunde gewesen. Und es war ein schweres Jahr, in dem wir darum kämpfen mußten, unsere Freundschaft und die Erinnerung an all die Ferien, die wir zusammen verbracht hatten, trotz der Spannungen in unserer Beziehung zueinander zu bewahren. Er ist ein sehr guter Mann, aber er ist auch ein Mensch mit sehr vielen Ecken und Kanten. Inzwischen ist mit unserer Freundschaft wieder alles in Ordnung, weil wir nicht mehr in diesen Positionen sind. Aber als es diese Probleme zwischen uns gab, bin ich damit nicht gut umgegangen. Das war, als Marian krank wurde. Obwohl es Marian später für eine Weile wieder besser ging, hatte ich zu dem Zeitpunkt die Hoffnung darauf fast aufgegeben. Sam Klagsbrun, unser Psychiater aus New York, der jedes Jahr für eine Woche bei uns zu Gast ist, sagte darauf zu mir: „Du mußt rausgehen und mit jemandem reden." Also wandte ich mich an eine sehr nette Frau für ein bißchen pastorale Seelsorge. Ich bin dort sehr lange hingegangen. Schließlich lernte ich, meinen Nachfolger nicht mehr zu hassen. Es war eine große Erleichterung, und ich war endlich in der Lage, das durchzuarbeiten. Als ich das jedoch hinter mich gebracht hatte, sagte ich zu dieser Frau: „Ich werde weiter zu Ihnen kommen, weil Marian bald sterben wird. Und dann werde ich Sie brauchen."

Als dann Rob als nächster die Stelle des Medizinischen Direktors übernahm, stellten wir füreinander überhaupt keine Bedrohung mehr dar. Und Rob kümmerte sich in Marians letzten sechs Wochen so wunderbar um ihn – ich habe ihm damals gesagt: „Ich könnte Ihnen alles vergeben, weil Sie sich so um Marian gekümmert haben." Er war sogar da, als Marian starb. Er war großartig. Dabei könnte ich fast seine Großmutter sein, auf jeden Fall aber seine Mutter. Ich glaube, er empfindet Respekt für mich. Ich empfinde jedenfalls viel Respekt für ihn. Und es ist schön für mich, ihn und sein Team so gute Arbeit leisten zu sehen.

Zur Zeit finden größere Umstrukturierungen in unserer Verwaltung statt, und ich glaube, das wird zu vielen Verbesserungen führen. Ich hatte mir schon vor einiger Zeit Gedanken über die gleichen Probleme gemacht, die jetzt wieder diskutiert wurden, aber ich hatte nie etwas in die Tat umgesetzt. Und jetzt wird das getan. Während des Gesprächs, in dem Rob sich für den Posten des Medizinischen Direktors vorstellte, saß ich neben unserer sehr aufgeweckten atheistischen Sozialarbeiterin. Sie war damals seit fünf oder sechs Jahren bei uns. Nachdem er hinausgegangen war und wir alle ein wenig Zeit zum Nachdenken gehabt hatten, drehte ich mich zu ihr um und sagte: „Er wird eine leitende Geschäftsführerin brauchen. Da möchte ich Sie vorschlagen." Ich gebe ihr jedes Jahr ihre Karte zum Jahrestag ihres Dienstbeginns, und dieses Jahr war ihr zehntes Dienstjubiläum bei uns, und da fragte ich sie: „Ich weiß nicht, ob Sie sich daran noch erinnern?" Und sie antwortete: „O doch." Und jetzt ist sie gerade zur Direktorin des gesamten Pflegedienstes ernannt worden. Sie ist also für alle Dienstleistungen am Patienten zuständig. Auch die unteren Ebenen der Verwaltung werden von ihr betreut werden.

Aber wissen Sie, was Rob da weggenommen wird, ist das, was gut zu machen er einfach nicht die Zeit gehabt hat. Wenn er die Zeit hat, macht er es gut. Aber seine Stärke liegt bei Kontakten mit Menschen außerhalb des Hospizes. Es war ganz allein er, der die Vision einer Professur gehabt hatte, die direkt mit dem St. Christopher's Hospice verbunden ist. Und er allein hat mit allen gesprochen und hat die Dinge in die Wege geleitet und dann auch die Richtige gefunden, um diese Professur zu besetzen. In solchen Dingen ist er hervorragend. Was er nicht ganz so gut kann, ist, den Menschen das Gefühl zu geben, daß ihre Stimme zählt und daß alles gut läuft. Das hat er jetzt abgegeben. Und ich glaube, das ist eine sehr gute Entwicklung. Wir werden sehen, wie es funktioniert.

In dieser neuen Struktur wird unsere Direktorin des Pflegedienstes also die Verantwortung über ungefähr vierzehn Mitarbeiter in leitenden Positionen haben – eine Zahl, die natürlich viele Leute für zu hoch halten würden. Und dann wird es die akademische Seite geben, der die Professorin vorsteht und die sich auch um die laufende Prüfung unserer Leistungen kümmert. Und schließlich gibt es noch die Verwaltungs- und Finanzabteilung. Zwischen diesen drei Haupt-Abteilungen werden regelmäßige Treffen stattfinden, an denen die leitende Krankenschwester und der Arzt, der der gesamten medizinischen Abteilung vorsteht, gelegentlich, aber nicht immer, teilnehmen werden. Aber die gehören eigentlich auch zum Pflegedienst.

Nun, wie bin ich denn dahin gekommen? Ah ja, jetzt fällt es mir wieder ein: Wissen Sie, bei all diesen Dingen bin ich nicht besonders wichtig. Meine Bedeutung liegt vielleicht in der Rolle eines Vorbildes – jemand, der da ist und jede Mitarbeiterin und jeden Mitarbeiter an ihrem Jahrestag sieht und ihnen ihre Gratulationskarte überreicht. Gerade war eine Frau aus der Küche da, die jetzt gerade seit zwei Jahren hier ist. Es ist wichtig, daß sie hier in mein Büro kommen und sich eine Weile zu mir setzen. Wir unterhalten uns dann, wie das Jahr gelaufen ist, und sie können mir erzählen, was sie bedrückt. Das ist eine der Sachen, für die ich da bin

– für diese persönliche Beziehung, deren Wert ich sehr hoch schätze.

Wenn Sie sagen, Sie hätten lernen müssen, weniger scharf mit Leuten umzugehen, frage ich mich, ob Sie ohne diese sehr direkte und kompromißlose Einstellung überhaupt das erreicht hätten, was Sie erreicht haben. Und das war dann vielleicht wirklich eine …

… eine schlechte, aber sehr nützliche Charaktereigenschaft.

… oder auch etwas, das Leute dazu gebracht hat, Ihnen zuzuhören? Es scheint in den Jahren, als Sie die Gelder für St. Christopher zusammengetragen haben, eine klare Strategie gegeben zu haben, wie man auf potentielle Spender zugeht. Da gab es zuerst eine informelle erste Kontaktaufnahme, und kurz darauf ein genau vorbereitetes offizielles Treffen, von dem aus sich dann die Dinge weiterentwickeln konnten. Entsprach diese Arbeit Ihrem Naturell?

Diese frühen Jahre waren wirklich eine faszinierende Erfahrung. Ich denke, ich hatte schon so etwas wie eine Veranlagung für das Knüpfen von Beziehungen und das Sich-Einsetzen für etwas. Mein Vater war ein Grundstücks- und Häusermakler und Gutachter, der sich auf Landsitze spezialisiert hatte, und er kannte sich aus darin, wie man ein Haus oder ein Grundstück an den Mann bringt. Ich nehme an, ich habe auch ein bißchen Makler-Blut in meinen Adern.

Ich hatte auch schon oft in Konzerten mitgesungen. Das hat mir sehr dabei geholfen, bei öffentlichen Vorträgen einen Eindruck auf meine Zuhörer zu machen. Es gibt nichts Schlimmeres als das Lampenfieber, wenn man aufsteht, um ein Solo zu singen. Wenn man das einmal gemacht hat, sind öffentliche Vorträge ein Kinderspiel.

Vor allem aber war es die Gewißheit, Gott auf meiner Seite zu haben, und zu wissen, daß dies das war, was Gott von mir wollte. „Ich werde dir die Gelegenheit geben, du mußt sie nun selbst in die Hand nehmen." Das war der stärkste Anreiz, den man überhaupt haben kann. Und nachdem dann Antoni gestorben war, war es auch die Kreativität, die sich manchmal aus der Trauer entwickeln kann – der Ansporn, Dinge besser zu machen.

Bei manchen Ihrer Artikel bekommt man das Gefühl, daß plötzlich eine Zeit gekommen war, in der Sie fühlen konnten, daß Sie genau zur richtigen Zeit am richtigen Ort waren und daß Sie etwas gefunden hatten, wonach Sie lange hatten suchen müssen.

1945 fragte ich Gott, was ich tun sollte, und dann traf ich 1948 David und wußte plötzlich, was ich zu tun hatte. Professor Clark aus Sheffield hat vor kurzem auch eine kommentierte Bibliographie aller meiner Artikel aus den zehn Jahren vor 1967 zusammengestellt, bevor wir St. Christopher's Hospice eröffneten. Viele Dinge, die wir noch heute sagen, stehen schon in diesen Dokumenten, so daß man sehen kann, wie viele unserer Ideen auf das zurückgehen, was in diesen frühen Jahren stattfand. Und letztendlich waren das vor allem die intensiven Begegnungen mit den Patienten im St. Joseph's Hospice. Ich machte mich im Auftrag dieser Patienten auf den Weg.

Wie schon gesagt, ich glaube, daß meine ersten Vorträge nie so einen starken Eindruck bei den Zuhörern hinterlassen hätten, wenn ich nicht die Dias von diesen Patienten gehabt und ihre Geschichten erzählt hätte. Ich habe die Patienten sprechen lassen, obwohl ich natürlich auch eine klare Struktur hatte und im richtigen Augenblick den wissenschaftlichen Hintergrund einbringen konnte. Aber ich denke, ich habe denen, für die niemand sprach, eine Stimme gegeben, wie Desmond Tutu es für Südafrika getan hat, und viele andere auf ihre Art.

Würden Sie Ihre Art zu leben anderen Menschen empfehlen?

O nein – es ist schon ein etwas merkwürdiges ... Oder was meinen Sie damit? Wie ich jetzt lebe, oder wie ich gelebt habe? Oder meinen Sie, die Art von Beziehung, die ich zu diesen Patienten hatte?

Ich vermute, Ihre Beziehungen mit diesen ersten Patienten, aber auch Ihre Beziehung zu Patienten, die Sie später getroffen haben, sind solcherart gewesen, daß niemand anders Ihre Stelle hätte einnehmen können.

Nun, es wurde einmal eine Studie gemacht – ein Vergleich zwischen 34 Patienten, die hier gewesen waren, und 34, die in anderen Krankenhäusern gewesen waren, sowie zwischen den Erinnerungen ihrer Verwandten an diese Zeit. Und da wurden alle möglichen Fragen gestellt, „Haben Sie mit den Leuten am Empfang gesprochen?" „Haben Sie Kontakt mit ehrenamtlichen Mitarbeitern gehabt?" „Kennen Sie die Namen des Personals?" „Wußten Sie den Namen der Ärztin oder des Arztes?" Und die Verwandten von Menschen, die im St. Christopher's Hospice gewesen waren, wußten alle den Namen der Ärztin, und es war immer „Dr. Saunders", obwohl damals zwei andere Ärzte hier halbtags gearbeitet haben. Als Colin, der diese Studie geleitet hatte, mir davon erzählte, als sie in einem Treffen vorgestellt wurde, sagte ich: „Na ja, ich war die einzige Ärztin, die hier voll beschäftigt war. Dr. Winner und Dr. Baines waren beide nur halbtags hier." Aber ich denke, ich habe wohl einen Eindruck hinterlassen. Wir haben solche Untersuchungen im Laufe der Jahre dreimal durchgeführt, und die Ergebnisse waren immer sehr interessant.

Es scheint kaum einen Unterschied und Abgrenzungen zwischen Ihrer Arbeit und dem Rest Ihres Lebens zu geben.

Ach, ich denke, die Menschen sind sehr unterschiedlich. Aber ich glaube, wenn Sie eine Art von Pionier sein wollen, müssen Sie sehr bestimmt an dem festhalten, was Sie tun. Und auch wenn ich Vögel beobachtet und gesungen habe, und wir hatten einige wirklich himmlische Urlaubsreisen, so war doch die Arbeit mein Leben.

Also stellt sich die Frage nach einer Pensionierung gar nicht?

Nun ja, das habe ich zumindest bis jetzt gesagt. Aber wenn man achtzig geworden ist, wird man wohl noch einmal darüber nachdenken müssen. Aber ach, was soll ich denn dann mit mir anfangen? Meine Güte!

Aber Sie haben erwähnt, daß Sie durchaus auch andere Interessen haben.

Vögel beobachten kann ich nicht mehr, weil ich nicht mehr herumlaufen kann, und ich kann auch nicht mehr lange Zeit stehen wegen meines schlechten Rückens. Außerdem muß ich meinen grauen Star operieren lassen. Die erste Operation steht mir bevor. Und ich kann nicht mehr singen. Schon vor langer Zeit habe ich die hohen Töne verloren. Ich trällere jetzt nur noch ein wenig in der Kapelle mit. Wenn viele Leute da sind, kann ich immer noch ein bißchen mitsingen. Aber ich hatte eigentlich eine wirklich gute Stimme, und die ist nicht mehr da. Ich glaube, das war wohl der Verlust, der mir am schwersten gefallen ist. Aber ich höre immer noch sehr viel Musik, und ich lese viel. Ich lese immerzu etwas Neues. Gerade ist mir ein wunderbares Buch geliehen worden, *The Good Heart*, Meditationen des Dalai-Lama über das Neue Testament. Es ist mir geliehen worden, aber jemand möchte mir ein Buch schenken, und da habe ich sie gebeten, mir doch dieses Buch zu schenken, damit ich es richtig lesen kann. Also warte ich, bevor ich damit anfangen kann.

Aber eigentlich empfehle ich den Menschen hier, nicht ganz so konzentriert zu sein, wie ich es war. Wenn Leute zu uns kommen, die hier arbeiten wollen, versuchen wir immer herauszufinden, ob sie außerhalb des Krankenhauses ein gutes Netzwerk von Freunden haben, die sie unterstützen können, und ob sie ein erfülltes Leben haben. Denn wenn man sich so ganz darauf verläßt, daß alles Gute im Leben aus der Arbeit kommt, kann es ziemlich gefährlich werden. Ich denke, mein Weg war auch ein wenig gefährlich. Aber ich hätte es auf keine andere Art tun können. Und trotzdem, wenn ich heute jemanden träfe, der denkt: „Ich bin wirklich berufen, mit den Sterbenden zu arbeiten", dann wäre mir das sehr verdächtig, obwohl das bei mir genauso war. Ich weiß nicht, ob ich mir selbst eine Stelle gegeben hätte.

Der gefährliche Aspekt davon ist sicher, daß das genau die Menschen sein könnten, die am härtesten getroffen sind, wenn es Probleme gibt.

Ich bin offensichtlich ein ziemlich zäher Knochen, denn ich habe noch nie irgendeinen Zusammenbruch gehabt. Einmal habe ich mich für eine Weile krank schreiben lassen müssen. Ende der sechziger Jahre hatte ich zwei sehr seltsame Krankheiten. Ich war operiert worden und entwickelte eine Blutdyskrasie, und außerdem litt ich an postgrippaler Lähmung. Ich war wirklich ziemlich krank damals. Aber das war auf seine Art sehr wichtig. Über einen Zeitraum von sieben Monaten hinweg war ich für insgesamt an die fünf Monate krank geschrieben, und es war deutlich zu sehen, daß das Hospiz auch ohne mich funktionierte, selbst zu diesem frühen Zeitpunkt. Das zu wissen war für alle Beschäftigten sehr wichtig. Und es war auch für mich sehr wichtig zu wissen, daß die Gemeinschaft als Ganzes die Sache weitertragen konnte. Und ganz sicher könnte sie das jetzt tun.

Ich denke, ich bin immer noch mehr als eine bloße Galionsfigur. Aber ich bin inzwischen doch sehr der in Ehren ergraute Staatsmann. Und damit bin ich auch ganz zufrieden. Aber wissen Sie, erst heute habe ich wieder zwei Anfragen in der Post gehabt: „Würden Sie ein Vorwort für mein Buch schreiben?"

11 ■ Der christliche Glaube

Unter den vielen Ehrungen, mit denen Cicely Saunders ausgezeichnet wurde, ist der Templeton-Preis für Fortschritte in der Religion, den sie schon 1981 erhielt, sicher einer der wichtigsten. Er ist eine offizielle Anerkennung der Tatsache, wie Cicely Saunders' Einsatz auch auf dem Gebiet der Theologie zu einem Umdenken geführt hat.

Cicely Saunders hat ein sehr bewegtes religiöses Leben hinter sich. Ihr Einsatz für das Hospiz war von Anfang an durch ein starkes Sendungsbewußtsein getragen. Sie war aber erst gegen Ende ihres Studiums zu einem aktiven Glauben gekommen, nachdem sie vorher die Kirche unumwunden abgelehnt und sich als Atheistin gesehen hatte. Sie legt jedoch auch Wert auf die Feststellung, daß sich ihr Glaube seither intensiv weiterentwickelt hat. Anfänglich eher evangelikal eingestellt, entwickelte sich durch die Erfahrungen in ihrer Arbeit über die Jahre ein immer toleranteres Gottesbild. Sie betont immer wieder, wie sehr ihr religiöses Leben direkt in der tagtäglichen Begegnung mit anderen Menschen verwurzelt sei.

Eine falsch verstandene Glaubensgewißheit, so sagt sie, kann leicht über Schwierigkeiten, Rückschläge und Spannungen hinwegtäuschen. Und eine zu enge religiöse Motivation führt dort nicht weiter, wo andere, die diese Motivation nicht teilen, nicht mehr folgen können. Richtig verstanden, öffnet eine religiöse Grundeinstellung jedoch erst die Augen gegenüber der Tatsache, daß Sterbende neben körperlichen Gebrechen, Spannungen in der Familie und Vereinzelung auch oft unter dem leiden, was sie ‚spirituellen Schmerz' nennt. Deshalb hat die Hospiz-Bewegung etwas in der Theologie mitzureden, und deshalb muß die religiöse Dimension auch immer ein Teil des Hospiz-Gedankens selbst bleiben.

■

Es scheint, als hätte es in Ihrem Leben zumindest eine große Diskontinuität gegeben, und zwar auf dem Gebiet der Religion – genauer gesagt: Ihrer Entscheidung für den christlichen Glauben.

Ja, das war wirklich ein Wendepunkt. Ich war seit Jahren auf der Suche gewesen, als sich im August 1945 auf einmal ein wirklicher Umschwung ereignete. Es war ein Wechsel, der alles umwälzte.

Ich denke, es gab da immer wieder einen Kontrast zwischen einem ganz plötzlichen Ereignis und einem länger dauernden Prozeß. Etwas sehr Aufregendes geschieht, und dann verbringt man Jahre damit, es aufzuarbeiten. Und auf eine Art habe ich Jahre damit verbracht, die Beziehungen mit den vier Menschen aufzuarbeiten, die ich als die Gründerpatienten vom St. Christopher's Hospice ansehe – David und Antoni natürlich, aber auch die zwei Frauen, Mrs. G. und Louie, die ebenfalls ungeheuer wichtig waren und die ich nach ihrem Tod sehr vermißt habe. Aber ich hätte nie gewollt, daß einer von ihnen bleiben sollte, denn sie waren wirklich erschöpft und wollten gehen.

Wenn Sie sagen, daß Sie sehr lange Zeit auf der Suche gewesen waren, dann wurde vermutlich erst im nachhinein klar, wonach Sie gesucht hatten?

Ich kaufte 1939/40 ein Buch mit dem Titel *Good God*, geschrieben von John Hadham. Es war ein kleines Taschenbuch über Gott im menschlichen Leben, recht liberal geschrieben. Aber dieses Buch brachte wirklich den Umbruch herbei, denn vorher hatte ich mich eigentlich als Atheistin bezeichnet. Dann las ich William Temple, der ein sehr an sozialen Problemen interessierter Erzbischof war. Ich las C. S. Lewis, und dann gab es ja auch noch seine Vorträge im Radio. Selbst als ich während des Krieges als Krankenschwester arbeitete, versuchte ich die zu hören, so oft es mir nur möglich war. Und dann hörte ich *Man Born to be King* von Dorothy Sayers. Mein Interesse war also wirklich geweckt, und ich fing an, zur Kirche zu gehen oder an den Gottesdiensten im Krankenhaus teilzunehmen. Manchmal übernahm ich auch die musikalische Begleitung unserer Stationsgottesdienste.

Die Gruppe der Krankenschwestern, in der ich 1940 anfing zu arbeiten, trifft sich noch immer. Elf von uns sind noch von den ursprünglichen zwanzig übrig. Während all der Jahre haben wir uns gelegentlich getroffen, besonders aber in den letzten Jahren. Jetzt haben wir beschlossen, daß wir uns auf jeden Fall jährlich treffen wollen, weil wir ja alle schon so alt sind. Wir haben uns letzten Mai getroffen, und wir treffen uns also auch wieder im nächsten Mai. Und als sie das letztemal hier in St. Christopher waren, sagte eine von ihnen zu mir: „Weißt du, du hast gesagt, du seist 1945 plötzlich zur Christin geworden. Ich dachte schon als wir uns kennenlernten, du seist Christin, weil du immer so am Christentum interessiert warst." Aber ich denke, damals war noch viel davon nur im Kopf, und es mußte noch wirklich und persönlich werden. Ich wartete immer noch auf eine richtige evangelikale Bekehrung.

Aber ich bin auch nicht beim Evangelikalen geblieben. Heute ist mein Glaube viel weiter gefaßt.

Wie hat sich das genau weiterentwickelt?

Ich denke, das lag wohl am Kontakt mit den Patienten und ganz besonders an meiner Zeit mit den römisch-katholischen Nonnen aus Irland am St. Joseph's Hospital. Das war vor dem Zweiten Vatikanischen Konzil. Ich war dort die einzige Häretikerin und war einfach sicher, daß die Patienten, von denen ich mich verabschieden mußte, an einen sicheren Ort gehen würden. Diese Idee, daß wir auf ewig so bleiben, wie wir sind, wenn wir sterben, und daß wir verloren sind, wenn wir uns nicht vorher auf irgendeine Weise zum richtigen Glauben bekannt haben – diese Art des Fundamentalismus fand ich schon damals schrecklich. Ich mußte einfach an einen „Gott der zweiten Chance" glauben, wie ich das ausgedrückt habe. Es wäre eine Travestie, an einen Gott zu glauben, der uns liebt und willkommen heißt, bis zu dem Moment, an dem wir sterben, und einen Moment später verwandelt er sich plötzlich in einen schrecklichen Richter. Das kann nicht stimmen. Und wenn man davon fest überzeugt ist, dann bleibt man auch nicht in dieser Art fix und fertigen, sich auf nichts als die Bibel berufenden Fundamentalismus stecken. Ich denke, man muß die Bibel als Ganzes betrachten. Man kann nicht nur einen Text daraus nehmen. Und man muß sich Gedanken darüber machen, wie Jesus eigentlich wirklich war. Wenn man das verstanden hat, dann kann man sagen: „Nun ja, das ist nicht besonders gut berichtet worden" oder „Das ist später hinzugefügt worden" und so weiter. Alles, was dort steht, muß im Kontext dessen betrachtet werden, was wir glauben über ihn zu wissen. Und sein Licht leuchtet gewissermaßen durch alles hindurch und korrigiert alles.

Ich nehme an, für Sie ist dieser Kontext sehr von dem bestimmt, was Sie selbst getan und erlebt haben.

O ja, ich erinnere mich noch daran, wie ich es im Gesicht einer Frau gesehen habe, als ich noch als Freiwillige im St. Luke's Hospital gearbeitet habe. Und ich glaube, auf eine andere Art habe ich es auch bei Antoni gesehen, unmittelbar bevor er starb. Ich habe es nur wenige Male gesehen. Aber ein paarmal habe ich einen Blick der Liebe gesehen, der intensiver war, als wir ihm jetzt begegnen können.

Ich erinnere mich da besonders an eine Patientin. Ich glaube, sie hieß Frau Robinson. Bei ihr habe ich wirklich gedacht: „Sie machen sich zu einem Treffen im Paradies bereit, und ich bin noch nicht so weit. Und es ist so, als wollten Sie mir etwas geben, das zu empfangen ich noch nicht bereit bin." Menschen zu sehen, die an diesem Punkt angelangt sind, an dem sich so etwas wie unglaubliche Freude und Sorgenfreiheit einstellt. Ich erinnere mich auch daran, wie ich von Antoni weggegangen bin, nachdem er gestorben war. Er sah amüsiert aus, als sei alles vollkommen und richtig. Es machte mir deutlich, daß unsere Arbeit wirklich an der Kante zwischen zwei Welten stattfindet. Und es gibt Dinge, von denen wir manchmal einen kurzen Blick erhaschen. Aber sie geben uns ein Vertrauen auf etwas, das dort auf uns wartet. Wenn mich also jemand fragt: „Glauben Sie wirklich an ein Leben nach dem Tod?" – Ich glaube, ich habe schon einen flüchtigen Blick davon erhascht.

Was, denken Sie, ginge verloren, wenn jemand käme und sagte: „Es gibt nicht mehr genügend Leute, die an der religiösen Basis unserer Arbeit interessiert sind", oder so etwas wie: „Wir brauchen hier zwar eine Kapelle, aber das ist nur ein Teil des Hospizes, und eigentlich von der Arbeit im Hospiz ganz getrennt"?

Ich glaube, Familien nehmen von hier etwas mit, und sie schreiben uns in ihren Briefen davon. Vor ein paar Tagen hat Rob einen Brief bekommen, der sagte, daß die Begleitung hier eine wirkliche spirituelle Qualität habe. Dabei glaube ich, daß derjenige, der den Brief geschrieben hat, niemals auch nur in die Nähe der Kapelle gekommen ist. Vielleicht glauben manche Menschen, daß dieser Teil unserer Arbeit auf etwas wackeligen Füßen steht. Aber ich glaube, er ist wesentlich stärker, als sie denken. Ich glaube, es macht immer noch viel aus.

Natürlich machen sich manche Menschen von außerhalb auch alle möglichen Vorstellungen von uns. „Die sind sehr evangelikal. Sie wollen uns bekehren." Das haben wir nie, niemals getan. Aber diese Menschen fühlen, daß sie so etwas sagen müssen wie: „Ich will nicht, daß Sie mir von Gott erzählen oder so etwas." Aber die meisten Menschen kommen ganz entspannt her, in dem Wissen, daß sie nicht unter Druck gesetzt werden. Vielleicht war schon einmal jemand aus ihrer Familie hier, oder vielleicht ein Nachbar. Nach dreißig Jahren sind schon Tausende von Menschen aus der Gegend hier bei uns gewesen.

Bleiben wir bei den Menschen, die Vermutungen anstellen und so etwas denken wie: „Die sind sehr religiös und wollen uns sicher missionieren". Vielleicht ist einer der Gründe für solch ein Denken, daß sie sich fragen, was es heißt, daß St. Christopher's Hospice eine christliche Grundlage hat. Können Sie vielleicht eine bessere Definition geben, um zu zeigen, welche Bedeutung für Sie die christliche Dimension in Ihrer Arbeit hat?

In der gerade entstehenden Version unserer „Ziele und Grundlagen" sagen wir: „Das St. Christopher's Hospice wurde gegründet und ist gewachsen aus dem Glauben, daß Gott in Jesus Christus für alle seine Kinder durch den Tod gegangen ist." Also ist die christliche Grundlage nicht nur in unserem Verständnis von Fürsorge vorhanden, obwohl die Fürsorge für die spirituellen Bedürfnisse ganz offensichtlich ein Teil davon ist. Ein wichtiger Teil ist aber auch die Überzeugung, daß wir, auch wenn wir so häufig das Gefühl haben, nichts geben und nur ganz leere Hände ausstrecken zu können, nicht die einzigen sind, die da sind. Und St. Christopher wird eine christliche Einrichtung bleiben, solange es einen Kern von uns gibt, die aufrichtig glauben, daß Gott immer an unserer Arbeit beteiligt ist, weil es sowieso schon von Anfang an auch seine Arbeit war – solange genug von uns da sind und die Menschen dort draußen uns in ihre Gebete einschließen.

Aber ich denke, sogar in Menschen, die gar keine Wahrnehmung davon haben, wirkt der Geist unerkannt, und darauf können wir uns verlassen. Die Art, wie kranke Menschen begleitet werden, erreicht die verborgensten Winkel, wie ich schon so oft gesagt habe. Es ist ein nahtloser Mantel der Fürsorge, der auch Menschen mit einschließt, die diese Dimension gar nicht anerkennen und dennoch ein Teil davon sind.

Sie haben auch Erfahrung mit Menschen anderer religiöser Überzeugung gemacht. Wie wichtig, würden Sie sagen, war es für Ihre eigene Entwicklung, diesen Menschen zu begegnen?

Ich glaube, es war sehr wichtig für mich, meinen jüdischen Freunden zu begegnen, und besonders Sam Klagsbrun, der großen Wert legt auf die jüdische Fähigkeit, sich bei Gott zu beklagen. Wenn Sie die Psalmen lesen, finden Sie da eine ganze Reihe von Beschwerden. Ich glaube, ich habe sehr, sehr viel von der jüdischen Religion gelernt, während ich nicht sagen würde, daß ich besonders viel vom Islam oder Buddhismus gelernt habe. Ich habe eines von Mark Tullys Programmen im Radio verfolgt, in dem es um Zufriedenheit ging. Er behandelte viele buddhistische Gedanken, Ideen wie das Zu-sich-selbst-Finden und in sich einen Kern der Stille zu finden, worin ich überhaupt nicht gut bin. Wie gesagt, ich bin sehr viel mehr eine Marta als eine Maria, denke ich, obwohl vielleicht beide inzwischen mehr ins Gleichgewicht kommen.

Auch meine atheistischen Freunde halte ich für eine sehr hilfreiche Herausforderung, denn sie sagen: „Weißt du, wenn du denkst, daß alles am Ende schon in Ordnung kommen wird, dann machst du es dir ziemlich leicht." Und da ist es dann wichtig zu sagen: „Nein, wir müssen uns so verhalten, als hinge alles davon ab, daß wir hier und jetzt versuchen zu helfen. Wir können auf die Zukunft vertrauen, aber wir können uns nicht einfach auf die Zukunft verlassen."

Und Sie würden nicht sagen, daß Ihr eigenes Gottesverständnis durch die Einsicht, daß andere Menschen anders denken, zu einem gewissen Grad relativiert worden ist?

Ich bin vollkommen überzeugt, daß andere Menschen ebenfalls ein vollkommen gültiges Glaubensverständnis haben. Auch in dieser Hinsicht halte ich John Austin Baker für sehr, sehr weise, wenn er Menschen anderer Glaubensrichtungen als Menschen betrachtet, die Christus ähnlich sind, aber nicht notwendigerweise Christen. Manchmal begegnen uns Menschen, die sich sehr christlich verhalten, obwohl sie sich in keinster Weise als Christen verstehen.

Letzten Sonntag hielt eine ziemlich fundamentalistische Gruppe einen Gottesdienst in unserer Kapelle. Eine von ihnen erzählte davon, daß sie kürzlich Albanien besucht hätte. So wie sie darüber sprach, klang es, als sei niemandem in Albanien eine Zukunft im Himmel sicher, der nicht vorher von Jesus gehört habe. Hinterher hatten wir unsere eigene kurze Abendmahlsfeier, und sie nahm auch daran teil. Die Abendmahlsfeier endete mit den Worten: „Möge alles dir zu Preis und Ehre sein", am Ende unseres Schlußgebets. Und als ich die Kapelle verließ, wandte ich mich zu ihr um und sagte: „Wissen Sie, ‚alles' bedeutet ‚alles'. Und worum es uns geht, ist doch, daß Menschen sich wie Christus verhalten, auch wenn sie nicht unbedingt Christen sein mögen." Ich habe ihre Reaktion nicht abgewartet. Ich bin einfach weitergelaufen – vielleicht war das ein bißchen gemein.

Ich erinnere mich daran, was Antoni zu mir sagte, als ich mit ihm über Menschen sprach und darüber, daß ich dieses starke Gefühl hatte, daß sich alle Menschen am Ende wieder in einem gemeinsamen Ort finden würden. Ist es der Omega-Punkt, über den Teilhard de Chardin spricht? Da sagte Antoni zu mir: „Denk dir, daß ich in meinem Badezimmer ein Regal haben will, und ich sage zu dem Schreiner: ‚Bestellen Sie einfach so viel Holz, wie Sie brauchen'. Und dann kommt der Schreiner zurück und sagt: ‚Oh, ich habe natürlich gleich eine ganze Tonne bestellt'. Da frage ich: ‚Was wollen Sie denn mit so viel Holz?', und er meint: ‚Oh, den Rest will ich vergeuden.' – nein, Gott vergeudet nicht einfach den ganzen Rest."

Ist das die Einstellung, in der Sie den Menschen hier begegnen wollen? Können Sie aus diesem Grund sagen „Wir sind eine religiöse Institution", aber auch „wir wollen keinem anderen unseren Glauben aufdrängen"?

Ja, und manche Menschen, die hier arbeiten, würden sicher sagen, St. Christopher's Hospice sei eher eine im weiteren Sinne spirituelle als eine religiöse oder christliche Einrichtung. Sicher stimmt es auch, daß manche Menschen davon abgeschreckt werden, daß St. Christopher's Hospice sich eine christliche Einrichtung nennt, weil sie denken, wir würden sie zu bekehren versuchen, obwohl wir das wirklich niemals vorgehabt haben. Unsere ersten „Ziele und Grundlagen" betonten ausdrücklich die Freiheit der Menschen, die hierherkommen, und auch die Freiheit derer, die hier arbeiten, das, was sie mitbringen, auf ihre eigene Art beitragen zu können. Wir haben nie gesagt: „Wir sind hier, weil wir wollen, daß alle so denken, wie wir denken." Wir sind hier, weil wir einen Raum schaffen möchten, in dem jeder auf seine Art so tief wie möglich denken und empfinden kann. Oder wie ich es auch manchmal formuliere: „Wir sagen nicht, daß es nur einen Weg gäbe, sondern vielmehr, daß es eine menschliche Natur gibt, die auf verschiedenen Wegen Ausdruck finden kann."

Sie würden sicher trotzdem sagen, daß Ihre eigene christliche Grundüberzeugung die Art und Weise, wie Sie anderen Menschen begegnen, sehr beeinflußt.

O ja, wenn ich nicht glauben würde, daß es Gott selbst ist, der in Jesus Christus das Verlorensein und all das erlitten hat – der Gott, von dem John Austin Baker sagt: „Die Hände, die uns im Leben halten, sind durchbohrt mit unvorstellbaren Nägeln" – wenn ich nicht glaubte, daß Gott den Schmerz und die Trauer all seiner Kinder teilt, dann wäre er kein Gott, dem ich vertrauen könnte. Wenn ich nicht glaubte, daß er wirklich hier zu uns gekommen ist in den Schmutz und das Leid und die Zurückweisung und das alles selbst durchlebt hat, nur mit den Fähigkeiten eines Menschen und doch mit der Erfahrung Gottes, dann wäre das nicht der Gott, dem ich hier tagtäglich begegnen kann.

Wenn Sie davon sprechen, Gott hier tagtäglich zu begegnen, meinen Sie dann: in anderen Menschen?

Ja, in allem, was passiert, nicht nur in unseren Gebeten. Wie ich einmal gesagt habe: „Christus wird anwesend sein in allen Fähigkeiten, die wir lernen, und in Sakramenten und

Symbolen jeder Art. Dazu gehören sowohl der Becher kaltes Wasser wie auch das Waschen der Füße. All das wird den Patienten in Stille von Gottes Liebe zu ihnen erzählen." Sie brauchen sich nur umzuschauen: Wenn die Köchin das Essen gut kocht und die Leute fröhlich sind. Die Frauen, die hier seit 21 Jahren die Treppen putzen – ich habe hier auch eine Gratulationskarte für eine von ihnen vor mir liegen, die ihr 21. Dienstjubiläum feiert – all das ist ein Teil davon. Ganz praktische Zeichen von Gottes Liebe.

Wie, glauben Sie, hat Ihre Arbeit Ihre Sicht auf das Christentum beeinflußt?

Ich dachte schon am Anfang, das Hospiz könnte etwas zu sagen haben im theologischen Dialog. Und ich denke das immer noch. Das ist auch der Grund, warum ich besonders interessiert bin an dem Buch des Dalai-Lama über die buddhistische Interpretation des christlichen Evangeliums. Ich denke, da könnte vielleicht zwischen der buddhistischen Herangehensweise und der christlichen eine große Übereinstimmung herrschen. Auf jeden Fall bin ich der festen Überzeugung, daß die Ideen des Gut-Seins und des Wie-Christus-Seins – und daß dies alles ist, was wir eigentlich sein sollten, nicht notwendigerweise ‚Christen' im engen konfessionellen Wortgebrauch –, diese Ideen finden sich in allen Religionen und selbst dort, wo eine Religion gänzlich fehlt. Und bislang waren es vor allem die Menschen, die so etwas glaubten, die sich zur Hospiz-Arbeit hingezogen gefühlt haben. Denn hier haben wir es direkt mit dem schmerzvollsten Augenblick im Leben eines Patienten oder einer Familie zu tun, wenn materielle Dinge plötzlich nicht mehr genug sind.

Sie sagen, die Hospiz-Bewegung habe auch im theologischen Kontext etwas zu sagen.

Wissen Sie, ich halte heute wohl nicht mehr so viele Vorträge über die spezifisch praktischen, klinischen Aspekte der Arbeit, weil ich daran nicht mehr beteiligt bin. Aber ich rede viel über die Philosophie, über Ethik, über das Hospiz als Brückenschlag. Und dazu gehört, eine Brücke zur spirituellen Dimension zu sein, genauso wie eine Brücke zum Wachsen durch Verlust. Früher habe ich oft in theologischen Seminaren gesprochen, und auch jetzt kommen mich viele dieser Menschen besuchen und sagen Dinge wie: „Ich habe Sie 1971 sprechen hören."

Am Anfang muß es Ihnen doch recht seltsam vorgekommen sein, zu Theologen zu sprechen und ihnen zu sagen, daß Sie zu deren Aufgabe etwas beizutragen haben.

Ich finde es eigentlich nicht seltsam. Ich glaube, ich finde es das einzig moralisch Richtige, das zu tun. Als ich anfing, über diese Dinge nachzudenken und Literatur darüber zu lesen, suchte ich nach Büchern zur Theologie des Todes. Karl Rahner hatte zu dem Thema publiziert. Es gab das Buch *Mysterium Mortis* von Ladislaus Boros. Das war schon fast alles. Teilhard de Chardin sollte ich auch nicht vergessen. Als ich anfing, die alte Theologin aufzusuchen, die geholfen hat, unsere „Ziele und Grundlagen" zu formulieren, unterhielt ich mich viel mit ihr über die Idee einer christlichen Gemeinschaft und über theologische Fragen, die mit unserer Arbeit zu tun hatten. Und schon bei unserem allerersten Treffen sagte sie mir: „Gehen Sie und lesen Sie sein Buch über das Innere Leben: *Das Göttliche Milieu.*" Von dort stammt diese Idee, von der ich vor ein paar Tagen in der Kapelle erzählt habe, über ‚die Vergöttlichung unserer Passivitäten': Kämpfen Sie, soviel Sie können, nur um am Ende am tiefstmöglichen Punkt, den Sie in Ihrer Beziehung mit Gott haben können, loszulassen. Gott ist es, der Sie bricht, um in die tiefste Tiefe Ihres Seins vorzudringen. Natürlich gab es auch noch Martin Buber, den ich auch sehr früh gelesen habe, *Ich und Du*. Man konnte schon etwas finden, wenn man danach suchte. Aber viel gab es nicht.

Hatten Sie es sich nur zur Aufgabe gestellt, auf ein bislang unbeachtetes Gebiet hinzuweisen, oder war es mehr?

Auf jeden Fall sehe ich es als eine Herausforderung an die Theologen. Wir haben zwar hauptsächlich mit ganz praktischen Dingen angefangen, aber wir haben auch immer zu ihnen gesagt: „Es gibt da etwas, was Sie genau betrachten sollten, und das tun Sie im Moment nicht." Da gab es etwas, was ihnen eigentlich schon längst hätte ins Auge stechen sollen: ein Bedürfnis, dem Tod einen Sinn abzugewinnen, was heutzutage manchen Menschen einfach besonders schwerfällt und womit sie Hilfe brauchen.

Ich glaube Philippe Ariès hat absolut recht in seiner *Geschichte des Todes*, wenn er die frühe Idee des ‚Bereite deine Seele' verfolgt und sagt, daß die Katastrophe des Ersten Weltkrieges zu einer großen Veränderung in unserer Einstellung zu Sterben und Tod geführt hat. Heute sind die Menschen sehr verloren, und nur sehr wenige haben überhaupt eine religiöse Sprache. Aber wir müssen ihnen dort begegnen, wo sie sind, und das ist, denke ich, was unsere Seelsorger hier besonders gut können. Es gelingt ihnen hervorragend, Menschen auf der Ebene zu begegnen, auf der sie sich befinden. Etwas, was unsere Seelsorger hier immer wieder zu den Patienten sagen, ist: „Sie sind sicher sehr zornig auf Gott." Und die Patienten antworten: „Ich habe nicht erwartet, daß Sie das sagen würden."

Sie sagen: „Wir müssen das ansprechen. Die Menschen müssen über den Tod nachdenken und über die damit verbundenen spirituellen Dinge." Und doch verlassen Sie sich sehr darauf, daß die Menschen selbst die Kraft haben werden, für sich eine Lösung zu finden, wenn Sie Ihnen Zeit und Gelegenheit dafür bieten.

Wir geben ihnen Raum, indem wir ihre Schmerzen lindern und indem wir ihnen deutlich machen, daß ihre Familien Unterstützung haben und auch weiter Unterstützung haben werden. Erst dann können sie es vielleicht ertragen, sich der Tatsache zu stellen, daß sie loslassen müssen und daß sie gehen. Es ist sehr schwer, das anzuerkennen.

Hat also die Theologie, und insbesondere das Christentum, keine wirkliche Antwort auf Ihre Fragen?

Ich denke, die christliche Religion hat etwas Besonderes über das Leiden und das Sterben zu sagen, was keine andere Religion wirklich sagt. Ich weiß, daß zum Beispiel im Buddhismus viel über das Loslassen gesprochen wird und darüber, das eigene Im-Leben-befangen-Sein loszulassen, nicht aber über das Wachsen durch den Verlust, das im Christentum eine entscheidende Rolle spielt. Auf die Kreuzigung folgt die Auferstehung. Das ist, was das Christentum zu sagen hat. Der christliche Gott ist der einzige, der durch die Pforte des Todes geht und dann zurückkehrt, um sie für uns zu öffnen.

Nachwort

Nach einem unserer Gespräche erwähnte ich Dr. Sanders gegenüber kurz, ich habe vor, umzuziehen. Ich hätte auch schon eine wirklich schöne neue Wohnung entdeckt, nur wisse ich nicht genau, ob ich sie nehmen solle. Sie sei nämlich ziemlich teuer. Darauf meinte sie: „Sparsamkeit bereut man später, nicht aber die Extravaganzen." Zunächst fand ich es etwas befremdlich, so etwas auch dem Munde einer Frau zu hören, die ihr ganzes Leben in den Dienst einer sozialen Aufgabe gestellt hatte und für andere gelebt hatte. Da schien eher ihr Vater aus ihr zu reden, der es als geschickter Makler wohl verstanden hätte, mit solchen Worten Immobilien an den Mann zu bringen. Auf dem Heimweg wurde mir aber klar: Cicely Saunders würde diese Worte auch auf sich selbst anwenden.

Ihre Lebensgeschichte hat viel mit den Geschichten von anderen Menschen gemeinsam, die durch einen Verlust zum Einsatz für einen caritativen Zweck bewegt wurden. Den Antrieb, den ihr die Erfahrung mit den Patienten, die sie die Gründerpatienten nennt, gegeben haben, vergleicht sie auch selbst mit der Energie, die beispielsweise bei Menschen freigesetzt wird, deren Kind an Leukämie gestorben ist, und die dann eine Krebstiftung gründen. Als Krankenschwester hatte sie während des Krieges erleben müssen, wie junge Patienten, die an Tuberkulose und Blutvergiftung starben, sie anflehten, sie zu retten. Retten konnte sie sie freilich nicht. Das einzige, was sie ihnen anbieten konnte, war aufmerksame Krankenpflege. Die Notwendigkeit, verbesserte und effiziente medizinische Bedingungen zu schaffen, war ihr also schon früh klar. Die Arbeit mit Krebspatienten machte ihr zudem deutlich: Es ging nicht nur um eine Senkung der Sterblichkeitsrate. Die beste medizinische Forschung muß vielmehr auch dort noch weiterfragen, wo auf Genesung keine Hoffnung mehr besteht.

In ihren Begegnungen mit den Patienten, die sie „die eigentlichen Gründer von St. Christopher" nennt, erlebte sie aber noch etwas ganz anderes. Etwas wirklich Positives aus ihrer Trauer über den Verlust dieser Menschen zu machen, das hieß für sie: Es ging nicht nur darum, anderen ein Schicksal zu ersparen, das diese Menschen aufgrund mangelnder medizinischer Versorgung hatten erleiden müssen. Es ging auch darum, anderen etwas zu ermöglichen, das diesen Menschen schon im Ansatz geschenkt worden war: im Sterben einen Weg zum Sinn zu finden. Ein „sparsamer" und auf nur Effizienz bedachter Geist, dem die Vermeidung physischer Schmerzen letzter Zweck ist, hat nicht wirklich verstanden, was es heißt, Menschen zu ermöglichen, bis zuletzt *sie selbst* zu sein. Wer ein Mensch tatsächlich ist, wird erst deutlich, wenn wir in seinem Leben und seiner Persönlichkeit etwas ganz Extravagantes erkennen, das vielleicht in den letzten Tagen wirklich zum Vorschein kommen kann, wenn es ihm gelingt, alles andere loszulassen.

Vor diesem Hintergrund muß, denke ich, auch das Wort vom „Wachsen durch Verlust" verstanden werden, das Cicely Saunders immer wieder verwendet. Hier geht es nicht nur um das Wachstum, das wir selbst vielleicht angesichts des Verlusts eines nahestehenden Menschen erleben können. Wachsen durch Verlust heißt nicht nur „wachsen *nach* dem Verlust", es heißt auch „wachsen *im* Verlust". Und es kann so auch auf den Sterbenden selbst zutreffen. Denn ihm soll bis zuletzt ermöglicht werden, sein volles Potential zu entfalten. Vielleicht ist das der Kern dessen, was Cicely Saunders die spirituelle Seite im Menschen nennt, auf die die Hospiz-Bewegung letztlich antworten muß. Auf diese spirituelle Seite zu antworten, ist etwas, was sich nicht in Verpflichtungen oder in Doktrinen fassen läßt. Das, worum es geht, kann sich nur dort abspielen, wo wir anderen Menschen als die Menschen begegnen, die wir selbst sind. „Jeder Mensch, der ins Hospiz kommt", so sagt Cicely Saunders, „ist ein Geschenk".

Auswahlbibliographie

Ariès, Philippe: *Geschichte des Todes.* München, dtv 1982.

Biggar, Nigel: *Good Life: Reflections On What We Value Today.* London, SPCK 1997.

Boros, Ladislaus: *Mysterium Mortis.* Mainz, Matthias-Grünewald-Verlag 1993.

Buber, Martin: *Ich und Du.* Stuttgart, Reclam 1995.

Callahan, Daniel: *The Troubled Dream of Life: Living with Mortality.* New York, Simon & Schuster 1993.

Callahan, Daniel: *Nachdenken über den Tod: Die moderne Medizin und unser Wunsch, friedlich zu sterben.* München, Kösel 1998.

Dalai-Lama: *The Good Heart: A Buddhist Perspective on the Teachings of Jesus.* Hrsg. von Robert Kiely. Boston, MA, Wisdom Publications 1996.

Du Boulay, Shirley: *Cicely Saunders: Ein Leben für Sterbende.* Innsbruck, Tyrolia-Verlag 1987.

Hadham, John: *Good God: Sketches of His Character and Activities.* Harmondsworth, Penguin 1940.

Juliana von Norwich: *Offenbarungen von göttlicher Liebe.* Einsiedeln, Johannes-Verlag, 2. Auflage 1988.

Kastenbaum, Robert und Saunders, Cicely (Hrsg.): *Hospice Care on the International Scene.* New York, Springer 1997.

Klagsbrun, Samuel C. (Hrsg.): *Psychiatric aspects of terminal illness.* Philadelphia, Charles Press 1988.

Lewis, C. S.: *Über die Trauer.* Zürich, Benziger 1995.

Lewis, C. S.: *Pardon, ich bin Christ: Meine Argumente für den Glauben.* Basel, Brunnen 1998.

Mayne, Michael: The Father I Lost. In: *The Tablet* 1997.

Nouwen, Henri J. M.: *Seelsorge, die aus dem Herzen kommt. Christliche Menschenführung in der Zukunft.* Freiburg, Herder, 8. Auflage 1998.

Rahner, Karl: *Zur Theologie des Todes: Mit einem Exkurs über das Martyrium.* Freiburg, Herder, 5. Aufl. 1965.

Randall, Fiona und Downie, R. S.: *Palliative Care Ethics: A Good Companion.* Oxford, Oxford University Press 1996.

Sacks, Jonathan: *On the Politics of Hope.* London, Jonathan Cape 1997.

Saunders, Cicely: A Personal Therapeutic Journey. In: *British Medical Journal 313*, 1996, S. 1599–1601.

Saunders, Cicely: *The Management of Terminal Illness.* London, Hospital Medicine Publications 1967.

Saunders, Cicely: *Beyond All Pain.* London, SPCK 1983.

Saunders, Cicely: *Care of the Dying* (Sammlung von Artikeln aus der „Nursing Times"). London, Macmillan & Co. 1960.

Saunders, Cicely: *Hospiz und Begleitung im Schmerz: Wie wir sinnlose Apparatemedizin und einsames Sterben vermeiden können.* Freiburg, Herder/Spektrum 3. Aufl. 1997.

Saunders, Cicely und Baines, Mary: *Leben mit dem Sterben: Betreuung und medizinische Behandlung todkranker Menschen.* Bern, Huber 1991.

Sayers, Dorothy: *Zum König geboren.* Hamburg, Hoffmann und Campe, 1949.

Taylor, Jeremy: *Holy Living and Holy Dying.* Oxford, Clarendon Press 1989.

Teilhard de Chardin, Pierre: *Das Göttliche Milieu: Ein Entwurf des Inneren Lebens.* Olten, Walter-Verlag, 11. Aufl. 1990.

Temple, William: *Christlicher Glaube und Christliches Leben: Acht Vorträge.* Bielefeld, Bechauf 1955.

Weisman, Avery D.: *The Coping Capacity: On the Nature of Being Mortal.* New York, Human Sciences Press 1984.

Weisman, Avery D.: *Coping With Cancer.* New York, McGraw-Hill 1979.

Weisman, Avery D. und Nemiah, John C.: *The Vulnerable Self: Confronting the Ultimate Questions.* New York, Insight Books 1993.

Whitaker, Agnes (Hrsg.): *All in the End is Harvest: An Anthology for Those Who Grieve.* London: Darton, Longman & Todd in association with CRUSE 1984.